ma beauté bio

astuces, recettes et conseils d'expert

Collection dirigée par

Anne Ghesquière

Fondatrice de FemininBio.com

Crédits photographiques : Istockphoto

Éditions Eyrolles
61, bld Saint-Germain
75240 Paris Cedex 05
www.editions-eyrolles.com

Conception et mise en page : Nord Compo
Choix iconographique : Matyas Le Brun

ISBN : 978-2-212-54172-4

Marie de Foucault
Anne Ghesquière

ma beauté bio

astuces, recettes et conseils d'expert

EYROLLES

« Il n'existe pas de meilleur produit de beauté que le bonheur. »
Lady Blessington

À Stanislas, Archibald, Jeanne, Élie, Louise et Claire

Sommaire

Ma vie 11

Mon rythme de vie 13
- Oiseau de nuit ? 15
- Réveils nocturnes 16
- Insomnies 17
- Surmenage 21
- Stress 23
- Angoisse 28
- Grossesse 32

Mon alimentation 35
- Limiter les graisses 37
- Attention aux sucres 38
- Alimentation optimisée 40
- Index glycémique 44
- Aliments acidifiants 44

Ma cure de détox 47
- Détoxification intérieure 49
- Régénération extérieure 52

Mes soins 55

Mon corps 57
- Contre la peau sèche 59
- Faire fondre les rondeurs 62
- Vaincre la cellulite 66
- Un ventre plat 69
- Soins des mains 75
- Soins des pieds 76

Mes cheveux 77
- Cheveux secs 79
- Cheveux gras 79
- Cheveux « raplaplas » 80
- Cheveux abîmés 82
- Cheveux ternes 85
- Objectif zéro pellicule ! 86

Mon visage 87
- Quel est mon type de peau ? 89
- Peaux normales à sensibles 90
- Peaux sèches 99
- Peaux mixtes 106
- Peaux grasses 115
- Problèmes de peau spécifiques 123

Quelques conseils pour faire ses cosmétiques bio soi-même 154

Adresses utiles 156

Bibliographie 157

Remerciements

Nous remercions vivement notre amie et experte en pharmaco-toxicologie Sylvie Hampikian pour sa collaboration à cet ouvrage ainsi que pour les recettes de beauté qu'elle nous fait partager ici. Retrouvez toutes ses bonnes pratiques dans son livre *Créez vos cosmétiques Bio* (Éd. Terre vivante).

Un grand merci également aux experts suivants pour leur relecture et contribution bienveillante au diagnostic beauté de FemininBio.com :

- Françoise Caravella, bio-esthéticienne à Paris ;
- Dr Dominique Eyraud, spécialisée en acupuncture de beauté.

Avant-propos

Ce livre, tiré du diagnostic beauté bio de notre site FemininBio.com, a pour objectif de répondre à vos petites et grandes problématiques de tous les jours. Que faire contre les rides, l'acné, la peau de crocodile, les pattes d'oies, la cellulite, les vergetures ? Comment avoir un teint éclatant, des cheveux brillants, une taille de guêpe ?

Et, parce que la peau est souvent le reflet de notre santé et de nos émotions, vous trouverez ici des conseils pour améliorer votre rythme et votre mode de vie. Vous apprendrez par exemple comment vaincre l'insomnie ou le stress et avoir une alimentation saine pour être et rester en pleine forme.

Pas à pas, nous vous proposons de vous faire découvrir des solutions, des astuces et des recettes bio pour sublimer votre beauté naturellement.

Nous vous souhaitons une belle lecture.

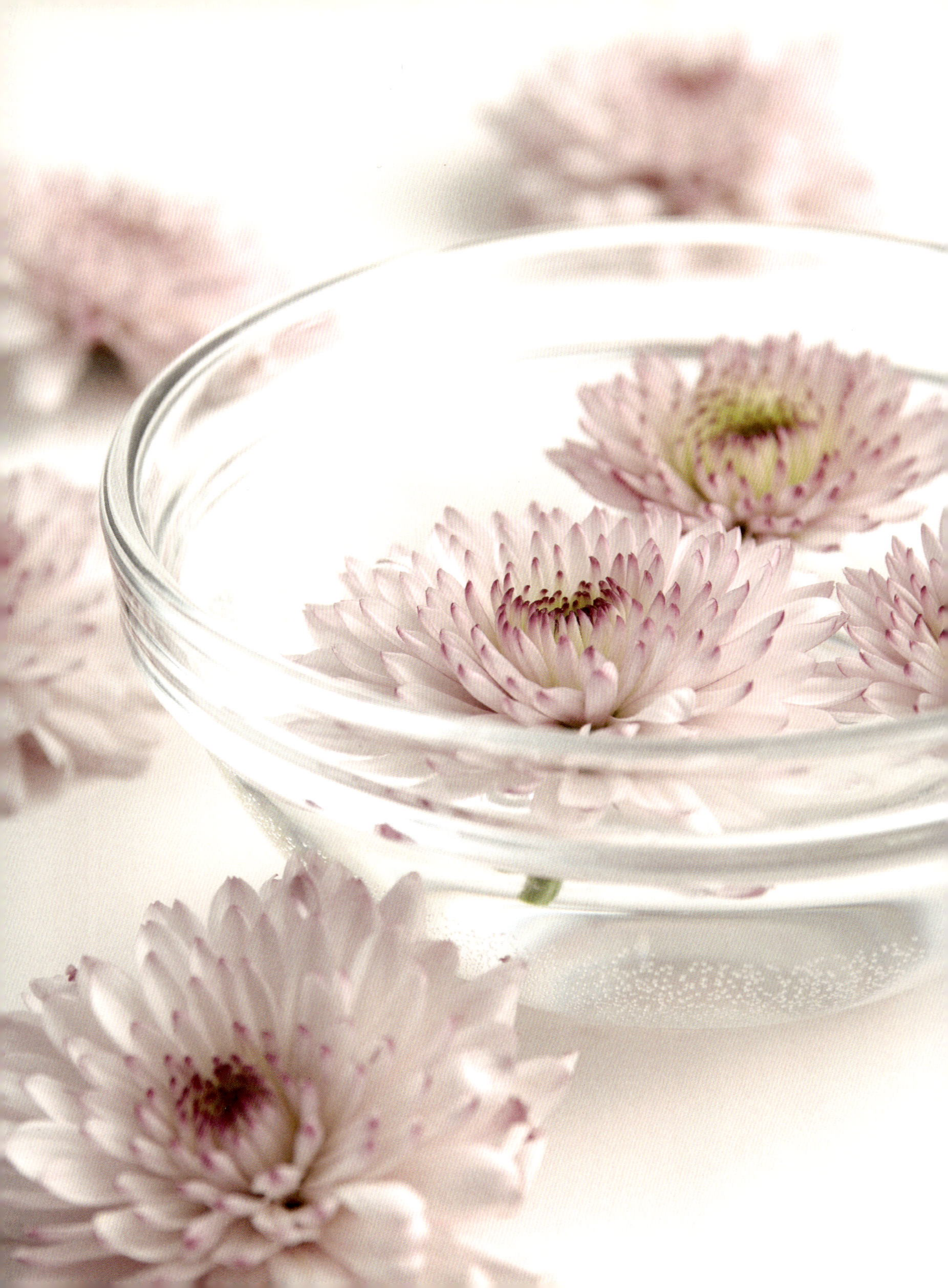

Mises en garde

Les informations proposées dans ce livre ne se substituent pas à un avis médical auprès des professionnels de santé compétents.

Précaution d'emploi

Les huiles essentielles sont très puissantes. Elles ne doivent pas être utilisées à des fins thérapeutiques sans l'avis d'un professionnel de santé compétent. Respectez strictement les précautions d'usage et indications inscrites sur l'emballage.

Respect des dosages dans les recettes

Afin de ne pas vous tromper sur le dosage et d'avoir une texture homogène, essayez de respecter au maximum les proportions des ingrédients proposées dans les recettes de ce livre.

Pour éviter tout risque, respectez strictement les proportions pour les huiles essentielles et les substances concentrées (extraits de : pépin de pamplemousse, propolis, extrait concentré d'aloès, gelée royale...). Pour ces substances, le dosage indiqué est généralement de 0,5 à 2 % (soit 1 à 4 gouttes pour 2 cuillères à café de base).

Ne dépassez jamais 3 % d'huiles essentielles dans les cosmétiques, sauf pour les formules parfumées ou certaines huiles traitantes, que l'on emploiera à raison de quelques gouttes.

En règle générale, évitez d'employer des produits contenant des huiles essentielles chez les tout jeunes enfants (moins de 5 ans) ou en cas de grossesse avérée ou supposée.

Évitez les huiles essentielles ou ne dépasssez pas la concentration de 0,5 % pour les soins destinés au contour de l'œil.

Mémorisez cette règle simple : 1 % correspond à 2 gouttes pour 10 ml de base (soit 1 goutte par cuillère à café).

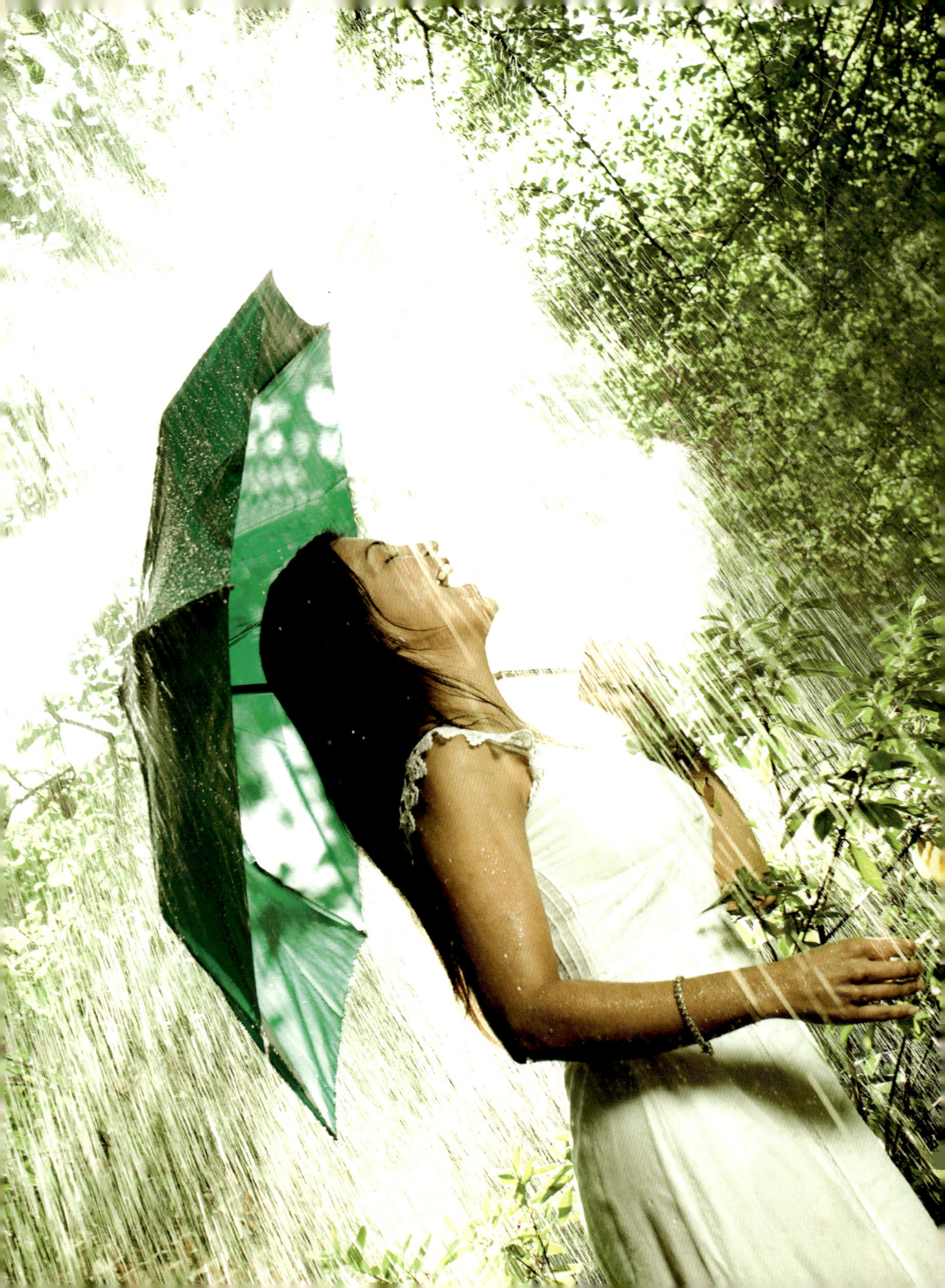

partie 1

Ma vie

Notre visage, notre corps et nos cheveux sont le reflet de ce que nous vivons.

Il est donc naturel, avant d'en prendre soin, d'équilibrer son rythme de vie et son alimentation. Ce chapitre propose des conseils et des astuces bio ainsi qu'une cure de détox complète pour notre plus grand bien-être.

chapitre 1

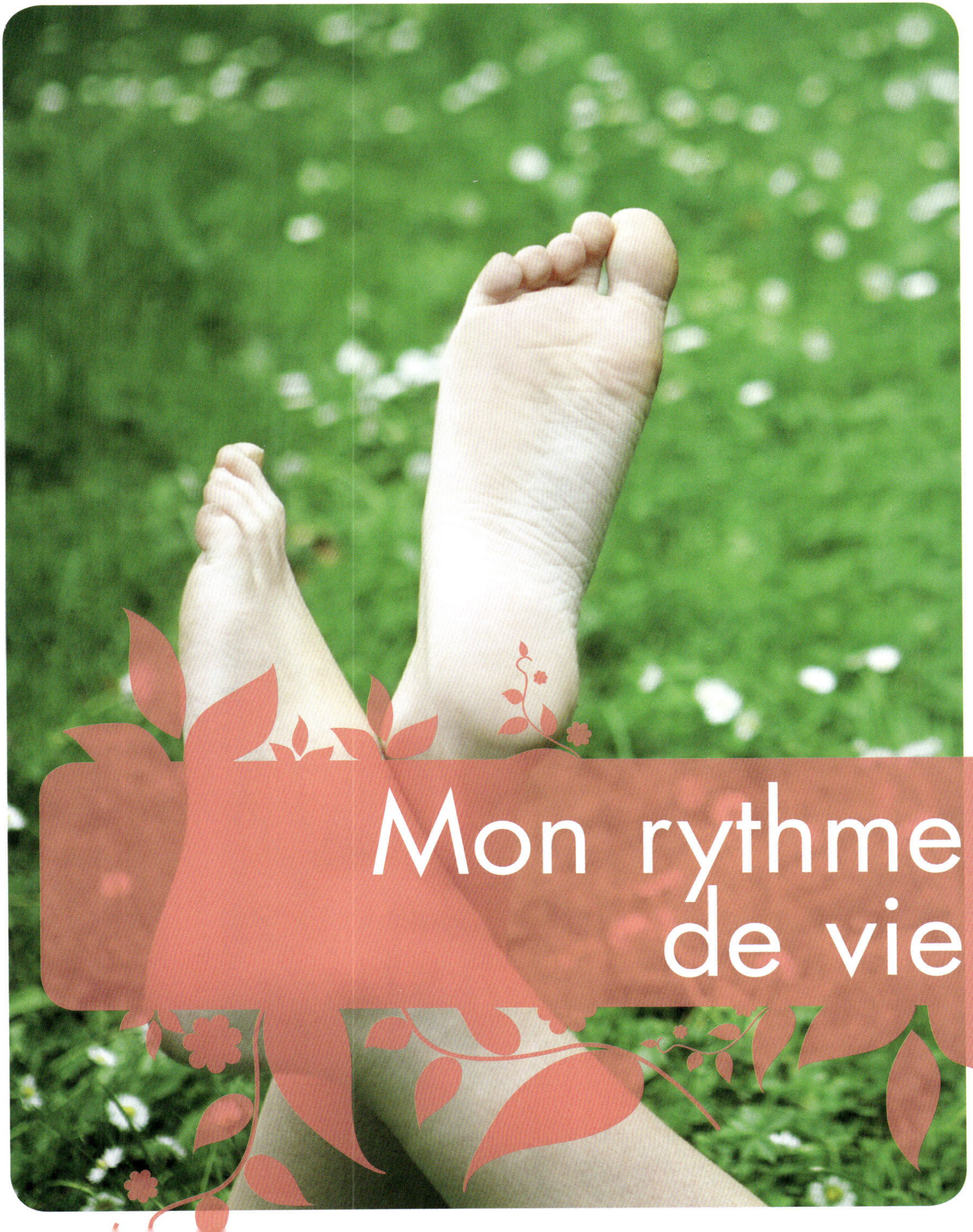

Mon rythme de vie

La beauté vient de l'intérieur ! Il ne suffit pas de connaître et d'utiliser les bons produits cosmétiques pour rester belle et jeune, il faut tout d'abord avoir un rythme de vie équilibré mais aussi épanouissant.

Ainsi, pour être resplendissante au naturel, il est nécessaire de commencer par retrouver de la vitalité, combattre les troubles du sommeil, la fatigue due au surmenage, le stress, les angoisses…

Oiseau de nuit ?

Vous vous couchez tard ? Êtes-vous bien certaine que ce soit votre rythme ? Que vous soyez plutôt couche-tard ou couche-tôt, le plus important, c'est la régularité ! Un rythme chaotique fatigue énormément votre corps.

Si vous supportez bien votre rythme de noctambule, nous vous conseillons tout de même de ne pas faire d'excès. Sinon, il est temps de vous mettre à votre diapason et de vous coucher régulièrement plus tôt.

Astuce

Si vous avez des difficultés à vous endormir plus tôt, buvez une infusion au coucher : 1 cuillère à soupe de racines de valériane pour un bol d'eau. Faites bouillir, puis laissez infuser 10 minutes. Vous pouvez y ajouter un peu de verveine pour améliorer le goût.

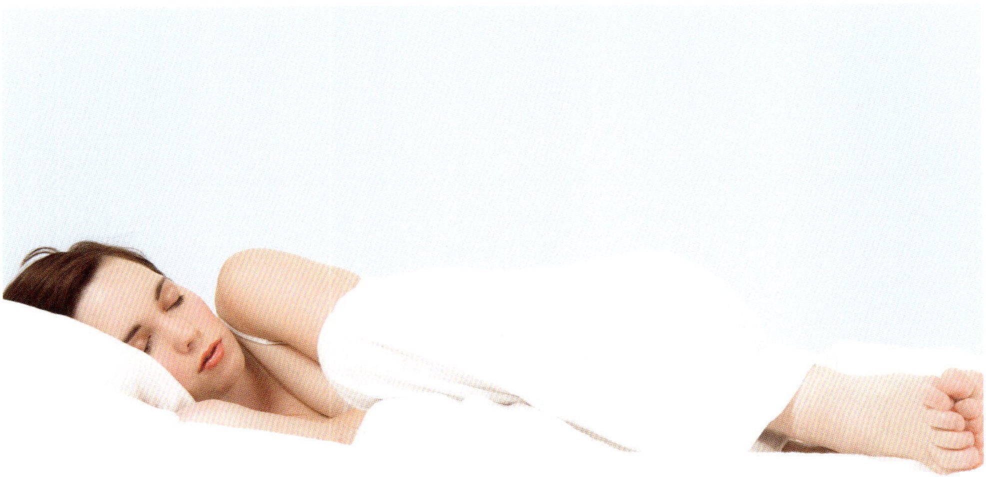

Réveils nocturnes

Précautions

Pour combattre les réveils nocturnes, mettez-vous d'abord en condition pour bien dormir :

- Ralentissez votre activité si possible vers 18 heures, et détendez-vous : prenez une douche ou un bain chaud et faites des respirations profondes et calmes.
- Au dîner, évitez les mets riches et difficiles à digérer, ainsi que les excitants (café, thé, guarana, alcool...).
- Ne buvez pas après 21 heures, excepté la tisane suivante, que vous prendrez 30 minutes avant de vous coucher : 1 cuillère de passiflore et 1 cuillère de camomille dans une tasse d'eau chaude, à laisser infuser 10 minutes.

En cas d'éveil nocturne de longue durée, levez-vous et buvez une tisane, ou lisez un livre, puis recouchez-vous lorsque vous avez à nouveau vraiment sommeil.

Solutions homéopathiques

Voici des remèdes homéopathiques à prendre avant de vous coucher, selon le type de réveils nocturnes dont vous souffrez :

- Vous vous réveillez à minuit et vous ne vous rendormez pas :
  aconitum napellus 9 CH, 2 granules au coucher.
- Vous vous réveillez entre 2 heures et 4 heures, fatiguée :
  kalium carbonicum 9 CH, 2 granules au coucher.
- Vous avez un sommeil agité avec des réveils fréquents :
  spigelia anthelmia 9 CH, au coucher.

Astuce

Contre l'insomnie due au stress et à l'anxiété, appliquez 2 gouttes d'huile essentielle de lavande fine pure sur le plexus solaire avant le coucher, ou versez 2 à 3 gouttes dans une cuillerée de miel et laissez fondre en bouche après le dîner. Renouvelez au coucher.

Insomnies

Vous êtes hantée par vos nuits blanches, ou vous avez juste du mal à vous endormir ? Nous avons la solution à vos insomnies.

Précautions

Mettez-vous en condition pour bien dormir :

- ne prenez aucun excitant après 15 heures : thé, café, guarana, vitamine C ;
- ne faites pas de sieste ;
- pratiquez une activité physique car cela favorise le sommeil, à condition qu'elle soit régulière et pas trop tardive dans la journée ;
- dînez tôt et légèrement ;
- évitez les protéines animales (viandes et laitages), préférez les protéines végétales et les légumineuses ;
- consommez des aliments riches en triptophane : soja, lait de jument, dattes, dinde, poulet, poisson et céréales demi-complètes ;
- ne buvez pas de liquide après 21 heures, en particulier de boisson alcoolisée car cela peut provoquer un réveil matinal précoce ;
- ne vous couchez pas juste après le dîner.

- Évitez les discussions animées, les activités stimulantes (télévision, ordinateur).
- Prenez un bain tiède aux sels d'epsom avec 10 gouttes d'huile essentielle de lavande fine préalablement dispersées dans le sel ou mélangées à un peu de miel, de lait, de lait végétal ou de crème liquide avant d'être ajoutées à l'eau du bain.
- Faites-vous faire un massage du dos ou des pieds avec une huile à base de lavande.
- Diffusez des huiles essentielles de lavande et d'orange dans votre chambre.

Astuce

Avant le dîner, prenez de l'eau chaude avec du miel, 3 gouttes d'huile essentielle d'orange, 2 gouttes d'huile essentielle de marjolaine et 1 goutte d'huile essentielle de néroli.

Solutions homéopathiques

Choisissez le remède homéopathique qui vous convient :

- Les soucis de la journée vous poursuivent :
  nux vomica 9 CH, 2 granules 3 fois par jour.
- Vous êtes en « ébullition » intellectuelle :
  coffea cruda 9 ou 154 CH, au réveil et/ou au coucher.
- C'est la nuit blanche :
  luesinum 9 CH, 2 granules 3 fois par jour.
- Vous avez des idées fixes :
  ignatia amara 15 CH, 1 dose le jour.

Plantes du sommeil

Préparez des infusions avec les plantes du sommeil adaptées à vos besoins :

- le coquelicot : favorise le sommeil en douceur en agissant sur l'émotivité et l'anxiété ;
- l'eschscholtzia : contre les endormissements difficiles, les réveils nocturnes et les cauchemars ;
- le houblon, la lavande ou les fleurs de tilleul : aux vertus relaxantes, idéales pour les troubles du sommeil mineurs ;
- la passiflore ou la racine de valériane : améliorent le sommeil des insomniaques.

La recette bio : la tisane du sommeil

Mélangez 60 g de passiflore, 50 g de tilleul, 40 g de coquelicot, 30 g de fleurs de lavande. Faites bouillir 1 cuillère à soupe de ce mélange pendant 2 minutes et laissez infuser 10 minutes.

Buvez-en 1 tasse le soir au coucher.

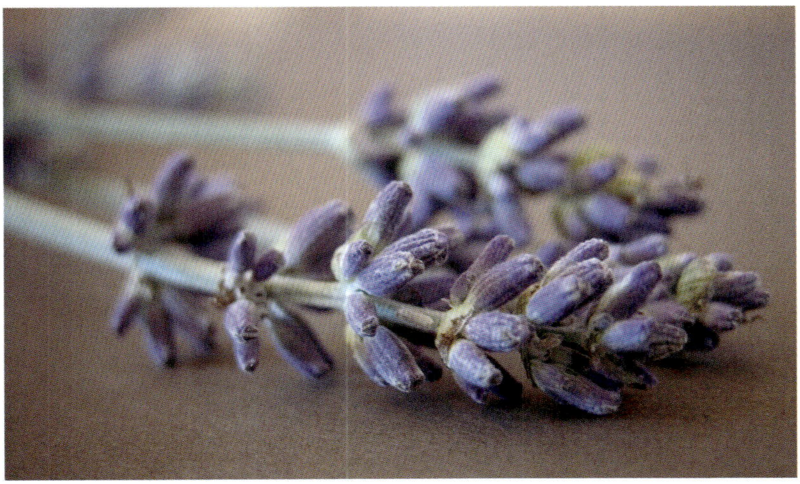

Aromathérapie

- Pour l'insomnie due à une mauvaise digestion : prenez 2 gouttes 3 fois par jour d'huile essentielle de basilic (Ocimum basilicum) dans un peu de miel ou sur un comprimé neutre.
- Pour l'insomnie due à l'anxiété : appliquez 2 gouttes d'huile essentielle de lavande fine pure sur le plexus solaire avant le coucher, ou posez 2 à 3 gouttes dans 1 cuillerée de miel et laissez fondre en bouche après le dîner. Renouvelez au coucher.

La recette bio : un sédatif végétal

Mélangez 3 cl d'extrait de valériane et 1,5 cl d'extrait de houblon.
Prenez 1 cuillère à café de ce mélange avec un verre d'eau ½ heure avant de dormir.
Attention, ce sédatif est contre-indiqué en cas de dépression.

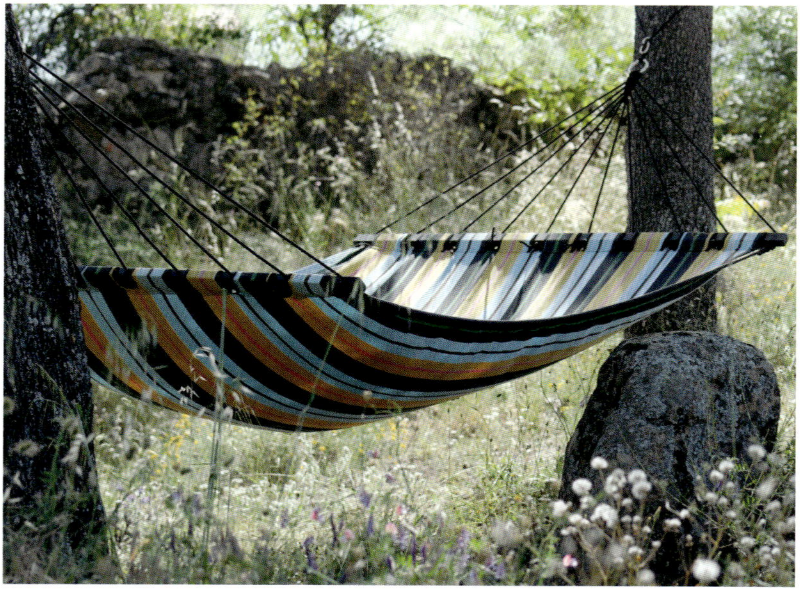

Surmenage

Vous êtes surmenée ? À force de suivre un tel rythme, vous allez finir par vous épuiser. Il est urgent de ralentir et de vous écouter davantage !

Des conseils pour retrouver votre vitalité :

- consommez des aliments vitalisants : pollen frais, algues, graines germées, jus de fruits et légumes frais (ex : jus énergisant au potiron et aux pommes) ;
- ajoutez des condiments dynamisants : coriandre, gingembre, muscade, romarin, menthe, sarriette ;
- profitez d'un massage avec une huile énergisante à base d'argousier, de pamplemousse, de citron, de pin ou d'arnica ;
- faites une cure de plasma de quinton, un supplément minéralisé liquide issu de l'eau de mer ;
- gardez du temps pour vous : choisissez une activité artistique ou sportive douce comme le Taï chi, ou offrez-vous quelques séances de sophrologie ;
- préservez-vous des moments de détente : sauna, hammam, shopping, massage…
- plusieurs fois par jour, pratiquez 10 minutes de respirations complètes : inspirez complètement par le ventre et les poumons en relevant les épaules, retenez l'air sans forcer, puis expirez lentement et totalement ;
- pour vous stimuler, prenez des douches courtes à fort jet, éventuellement froides.

Elles le vivent

Béatrice nous dévoile son secret vitalité : « Pour garder la forme, je bois chaque jour, à distance des repas, 5 cl de jus d'herbe de blé. »

Zoom sur le pollen frais

- Le pollen contient les mêmes acides aminés essentiels que les fruits et légumes, mais à des concentrations bien supérieures.
- Il renferme également des vitamines (E), des minéraux, en particulier le sélénium (un des plus puissants antioxydants de l'organisme) et des oligo-éléments.
- Son taux en protéines est presque aussi élevé que celui des produits d'origine animale.

On préférera le pollen frais au pollen séché, car ses propriétés antibiotiques naturelles sont plus efficaces :

- Il protège et restructure la flore intestinale et rééquilibre ainsi les défenses immunitaires.
- Il permet également de diminuer les pertes de calcium.

C'est donc un aliment préconisé pour les personnes âgées et celles souffrant de maladies auto-immunes.

Ingrédient dynamisant, le pollen apporte tonus, énergie et vitalité. Il est donc aussi conseillé pour les asthéniques, les personnes déprimées, épuisées, stressées, souffrant d'insomnies, de surmenage intellectuel ou de fatigue chronique.

Il se prend idéalement en cure, selon ses besoins.

Entre le pollen de ciste, qui stimule les défenses immunitaires, le pollen de saule pour la vision et la protection cardio-vasculaire, le pollen de châtaignier, le pollen toutes fleurs, le choix doit être réfléchi en fonction de la pathologie, de l'âge, du sexe...

Pour plus de précisions sur la posologie, demandez conseil à votre pharmacien.

Stress

Vous êtes dépassée par les évènements, stressée ? Pas de panique, il existe des solutions.

En cas de bouffée de stress

- Pratiquez 10 minutes de respirations complètes : inspirez par le ventre et les poumons en relevant les épaules, retenez l'air, puis expirez totalement.
- Utilisez la préparation « Rescue » des Fleurs de Bach, ou buvez un grog zen que vous préparerez en ajoutant du basilic, de la marjolaine et du miel à de l'eau chaude.
- Un massage du bas du dos et entre les omoplates avec une huile à la lavande ou à l'angélique peut être très efficace.

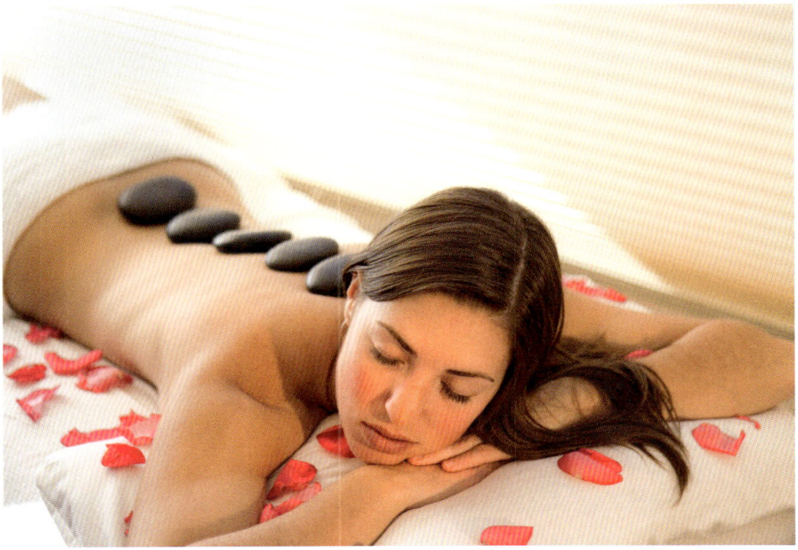

Alimentation et style de vie

Le stress est la conséquence de nombreuses carences. Ainsi, si vous êtes nerveuse et fatiguée dès le matin, c'est sans doute dû à un manque de magnésium.

Il vous faut une alimentation riche en vitamines et en oligo-éléments :

- Kiwi, melon, brocoli, poivron rouge, orange et fraise pour la vitamine C; avocat, œuf, poulet, champignons, saumon et yaourt pour la vitamine B5; lentilles, truite, tempeh (produit à base de soja), thon et banane pour la vitamine B6.
- Citrouille, graines de sésame, haricots noirs, huîtres et moules pour le zinc; amandes, chocolat, fruits et légumes secs, maïs, flétan, tofu et pois pour l'apport en magnésium qui améliore l'équilibre nerveux; et du ginseng en compléments (contre-indiqué en cas d'hypertension).

Pratiquez une activité sportive relaxante telle que la natation, la marche ou le Qi Gong.

Astuce

Inhalez de la lavande sur un mouchoir lorsque vous vous sentez tendue, ou faites une friction du plexus solaire avec 2 gouttes d'huile essentielle de lavande fine pure ou d'ylang-ylang.

Traitement de fond

Médecine douce

Pour un traitement de fond contre le stress, choisissez une médecine douce :

- Pour dépasser une situation angoissante : l'hypnose, le travail de visualisation positive.
- Pour maîtriser vos émotions : la sophrologie et les méthodes de relaxation.
- Pour supprimer vos tensions : l'acupuncture, le shiatsu.

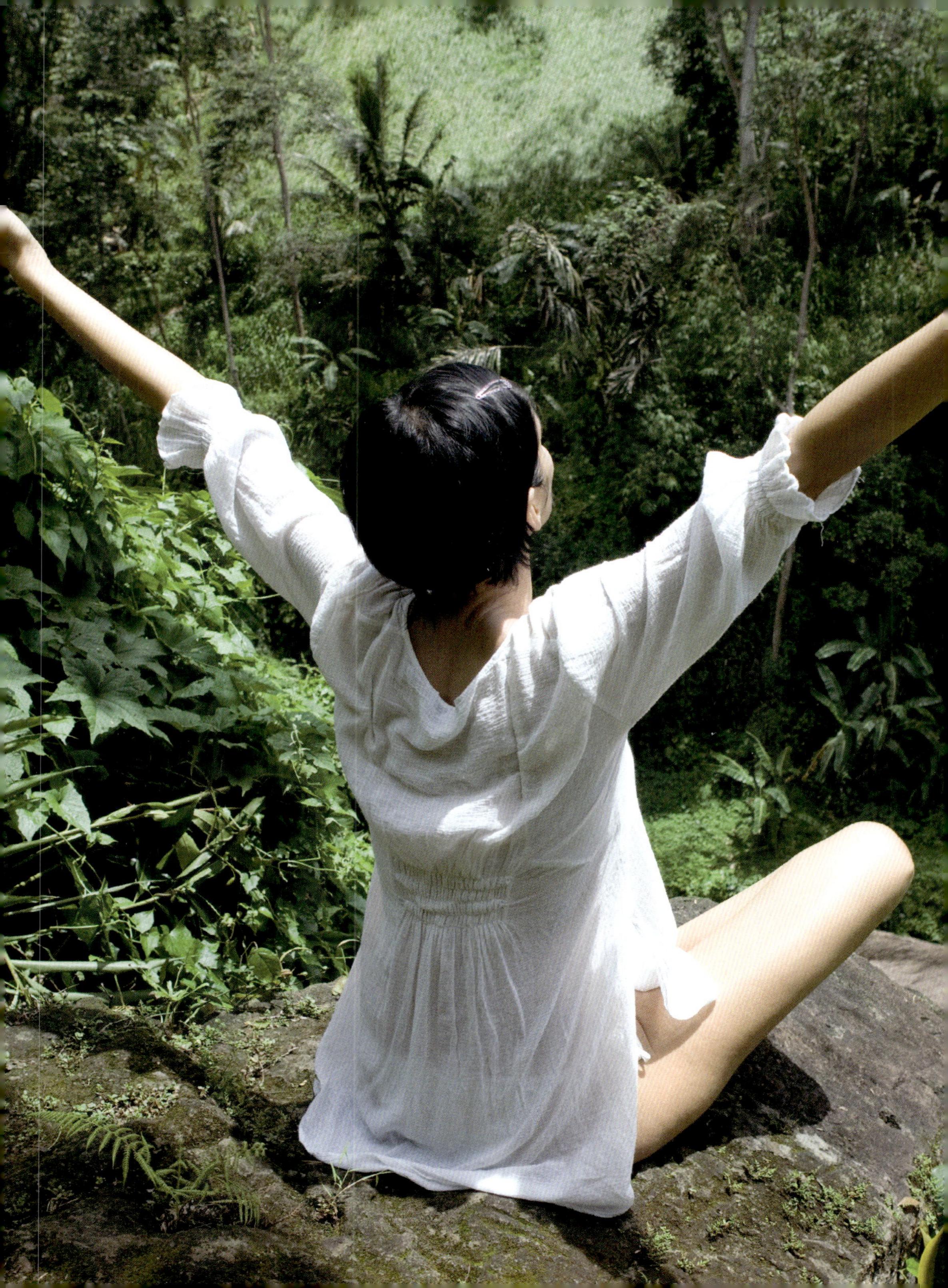

Zoom sur le Qi Gong, par Valérie Rodriguez

Diplômée de la FEQGAE (Fédération européenne de Qi Gong et arts énergétiques), Valérie Rodriguez enseigne le Qi Gong Dao Yin et l'ondulation du souffle au centre d'arts corporels Génération Tao, à Paris 19e. Elle nous parle de sa passion :

Le Qi Gong est un art de vivre issu de la tradition chinoise depuis plus de 5 000 ans. Plus qu'une gymnastique au sens mécanique du terme, il relie le corps et l'esprit, le mouvement et l'énergie.

Des exercices (Gong) simples vont mobiliser l'ensemble de la structure corporelle, afin d'améliorer la circulation de l'énergie (Qi) dans le corps.

Il existe plusieurs types de Qi Gong, mais ceux qui nous intéressent sont les Qi gong pour entretenir la santé ; ils ont été regroupés sous le nom de Dao Yin (conduire l'énergie).

Les trois points les plus importants dans la pratique sont la **respiration** et la présence à soi ; la **concentration** et l'intention ; le **mouvement** juste, fluide et harmonieux, pour unifier le haut et le bas du corps, comme le ciel et la terre.

Les bienfaits :

Des enchaînements précis de mouvements permettent de fluidifier, d'assouplir le corps autant que l'esprit qui doit rester ouvert, réceptif et persévérant.

Le Qi Gong permet d'évacuer du stress, des tensions, des émotions, de renforcer notre force intérieure et notre confiance en nous. Il augmente aussi notre amplitude respiratoire.

Il est bon pour tous les âges :

- Chez l'enfant, il calme l'hyperactivité et permet une meilleure concentration, donc un meilleur apprentissage et moins de fatigue nerveuse.
- Chez l'adulte, il évacue stress et tensions physiques et psychique, recentre, ralentit le processus de vieillissement (selon la médecine chinoise, on vieillit plus vite par les jambes !). Il aide à l'équilibre, l'enracinement, l'action...
- Chez les personnes âgées, il aide à un bon équilibre général, entretient le souffle, les articulations, diminue le stress et calme les pensées.

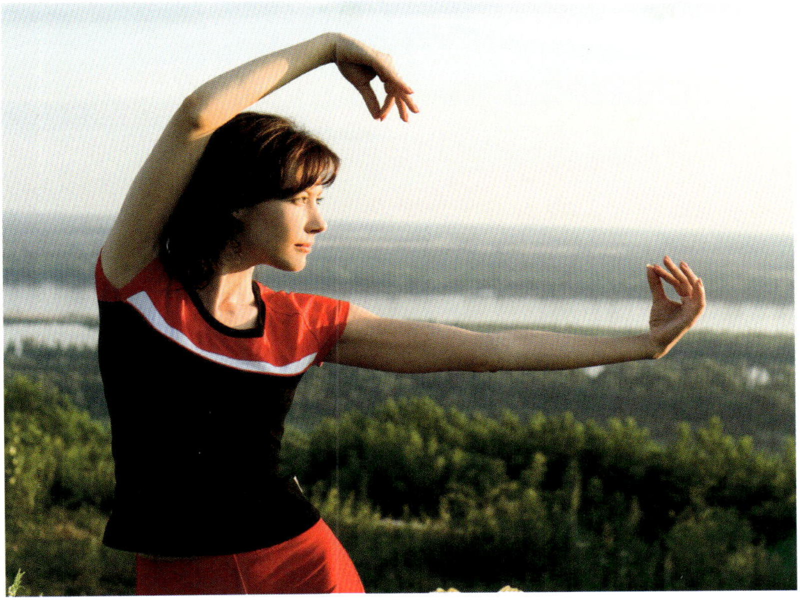

Homéopathie

Pour combattre de façon durable le stress, vous pouvez également vous aider de l'homéopathie :

- si vous êtes plutôt nerveuse : *nux vomica* 9 CH, 2 granules 3 fois par jour ;
- si vous êtes plutôt colérique : *staphysagria* 9 CH, 2 granules 3 fois par jour ;
- si vous êtes plutôt impatiente : *gelsemium* 9 CH, 2 granules 3 fois par jour ;
- si vous êtes plutôt déprimée : *sepia* 9 CH, 2 granules 3 fois par jour.

La recette bio : tisane relaxante

Mélangez 1 cuillère de camomille et 1 cuillère de menthe des chats (népéta, cataire) dans une tasse d'eau bouillante.

Laissez infuser 10 minutes. Buvez-en 2 à 3 tasses par jour.

Angoisse

Vous êtes angoissée ? Cela peut être conjoncturel, mais c'est peut-être aussi dans votre nature.

En cas de bouffée d'angoisse

- Prenez un bain aux sels d'epsom avec des huiles essentielles : 5 gouttes de lavande, 5 gouttes de bois de santal, 2 gouttes d'ylang-ylang.
- Buvez un grog : ajoutez du basilic, de la marjolaine et du miel à de l'eau chaude.

Astuce

Pour une relaxation express : frictionnez votre plexus solaire et votre nuque avec 1 goutte d'huile essentielle de marjolaine à coquille et 1 goutte d'huile essentielle de lavande diluée dans quelques gouttes d'huile d'amande douce.

De nature angoissée ?

Si l'angoisse n'est pas seulement passagère, mais qu'elle fait partie de votre personnalité, voici les remèdes que vous pouvez essayer :

- tisane : laissez infuser 1 cuillère à café de racine séchée de valériane pendant 10 minutes dans une tasse d'eau bouillante. Buvez-en 3 tasses par jour pendant 1 semaine ;
- cure de 3 semaines : ½ cuillère par jour d'huile de millepertuis (macération huileuse de fleurs). 1 goutte d'huile essentielle de basilic et 1 goutte d'huile essentielle de marjolaine 4 fois par jour, sur un comprimé neutre ou diluées

dans un peu de miel. Du lithium en solution buvable (produit d'oligothérapie vendu en pharmacie).

Comme thérapie, choisissez la médecine douce qui vous convient le mieux :

- pour dépasser une situation angoissante : l'hypnose, le travail de visualisation positive ;
- pour maîtriser vos émotions : la sophrologie et les méthodes de relaxation ;
- pour supprimer vos tensions : l'acupuncture, le shiatsu, le Qi Gong.

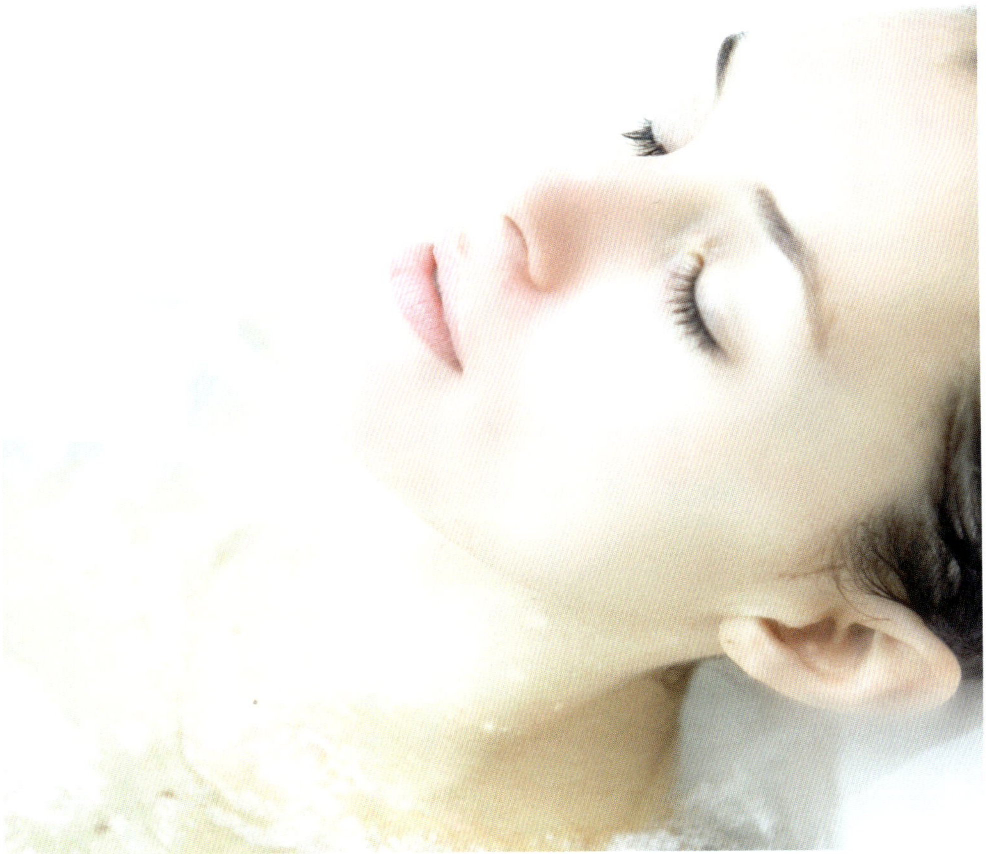

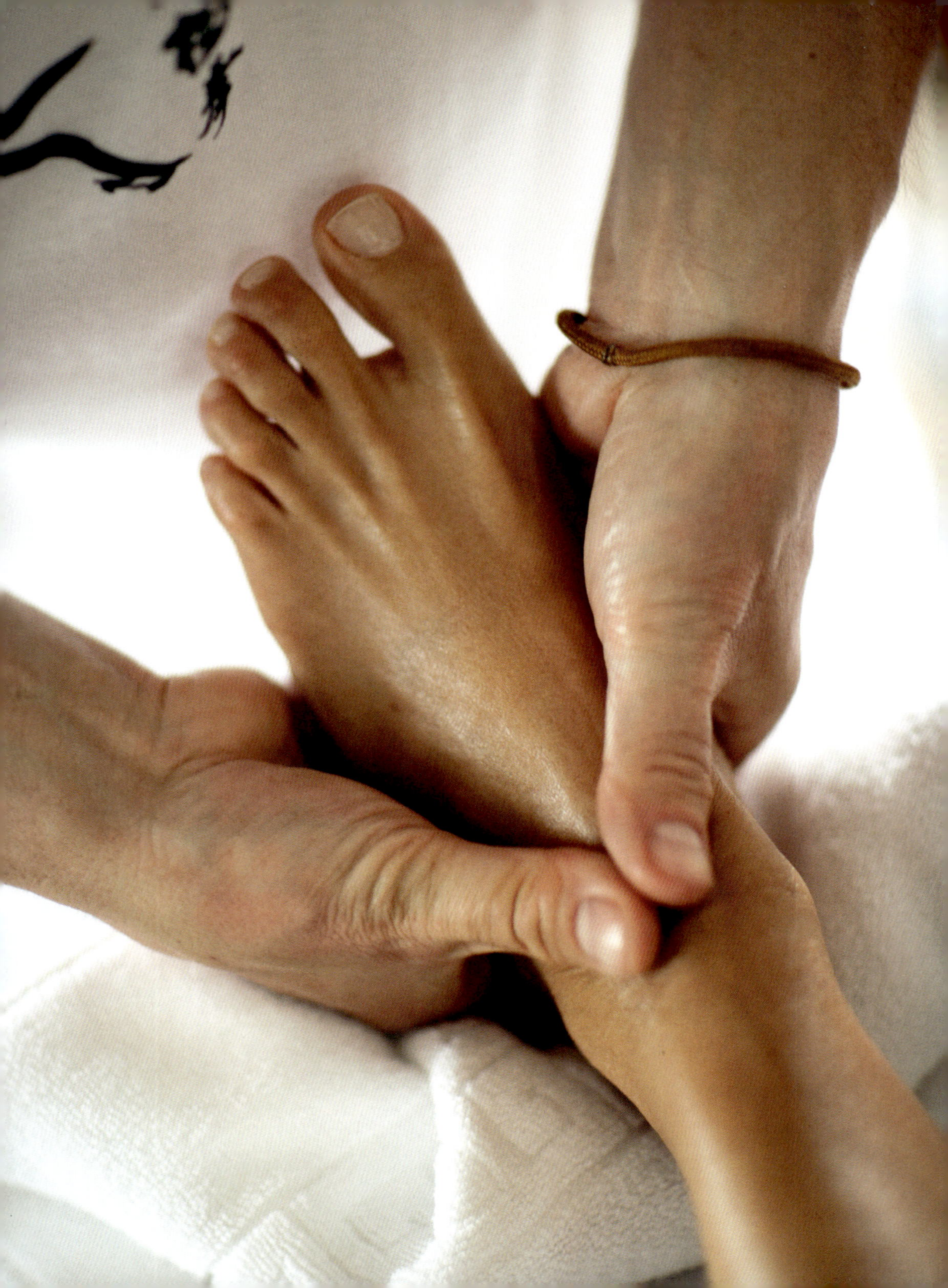

Zoom sur le shiatsu, par Clotilde Poivilliers

Clotilde Poivilliers a plus d'une corde à son arc. Praticienne en shiatsu, avec des spécialités destinées aux femmes enceintes, aux enfants, aux adolescents ou encore aux personnes âgées, elle est également praticienne en énergétique. Elle nous fait part de ce qu'il faut savoir sur sa discipline :

D'origine japonaise, le shiatsu est une méthode liée au toucher qui se pratique en exerçant des pressions avec les pouces et la paume des mains. Discipline énergétique, il repose sur une technique d'étirements et de pressions sur certains points afin de mieux faire circuler l'énergie de l'être. Ce n'est pas un massage, car il se pratique sur une personne habillée de vêtements souples. Le shiatsu est considéré comme une méthode de relaxation et de bien-être. C'est une médecine alternative qui s'inscrit dans une démarche préventive.

Les bienfaits :

Le shiatsu est réputé pour améliorer la souplesse du corps, des tissus musculaires. Il est également très efficace pour le système nerveux car il facilite et harmonise son fonctionnement. Pour finir, cette médecine douce stimule la circulation du sang.

Déroulement d'une séance :

Le praticien effectue des pressions avec ses doigts, en particulier avec ses pouces. Le patient est habillé et prend des positions allongées, assises ou debout. Les pressions exercées par le praticien sont effectuées sur tout le corps, sur des zones et des points spécifiques situés le long des méridiens d'acupuncture. En plus de ces pressions, le praticien étire les membres pour favoriser une meilleure circulation d'énergie.

Grossesse

Vous êtes enceinte ? Félicitations ! Voici quelques conseils spécifiques à la grossesse.

Combattre la fatigue

- Consommez quotidiennement 1 cuillère à café d'huile de germe de blé, de la gelée royale, des graines germées, des fruits frais et secs et des jus de légumes bio.
- Marchez, respirez de l'air pur et dormez !

Elles le vivent

Amandine, enceinte de 3 mois : « Pour me soulager rapidement de mes nausées, je bois une infusion de mélisse. »

Pour éviter les problèmes vasculaires : jambes lourdes, varices, hémorroïdes en fin de grossesse, prenez des compléments à base de Ginkgo biloba, vigne rouge ou marron d'Inde.

Être belle

Pour la santé de votre bébé, il est encore plus important de n'utiliser que des cosmétiques bio tels que les produits maternité de Weleda[1] créés en association avec des sages-femmes.

Pour les futures mamans, les meilleurs produits sont toujours les plus simples : les huiles végétales bio d'amande douce et de jojoba, pour assouplir la peau. de rosier muscat et d'arnica pour prévenir les vergetures, ou les beurres de karité et de mangue pour nourrir et adoucir la peau.

Consultez tous nos conseils pour une grossesse au naturel, un accouchement à domicile, un allaitement réussi, le portage et l'alimentation de bébé, sur la rubrique « Maman » de FemininBio.com.

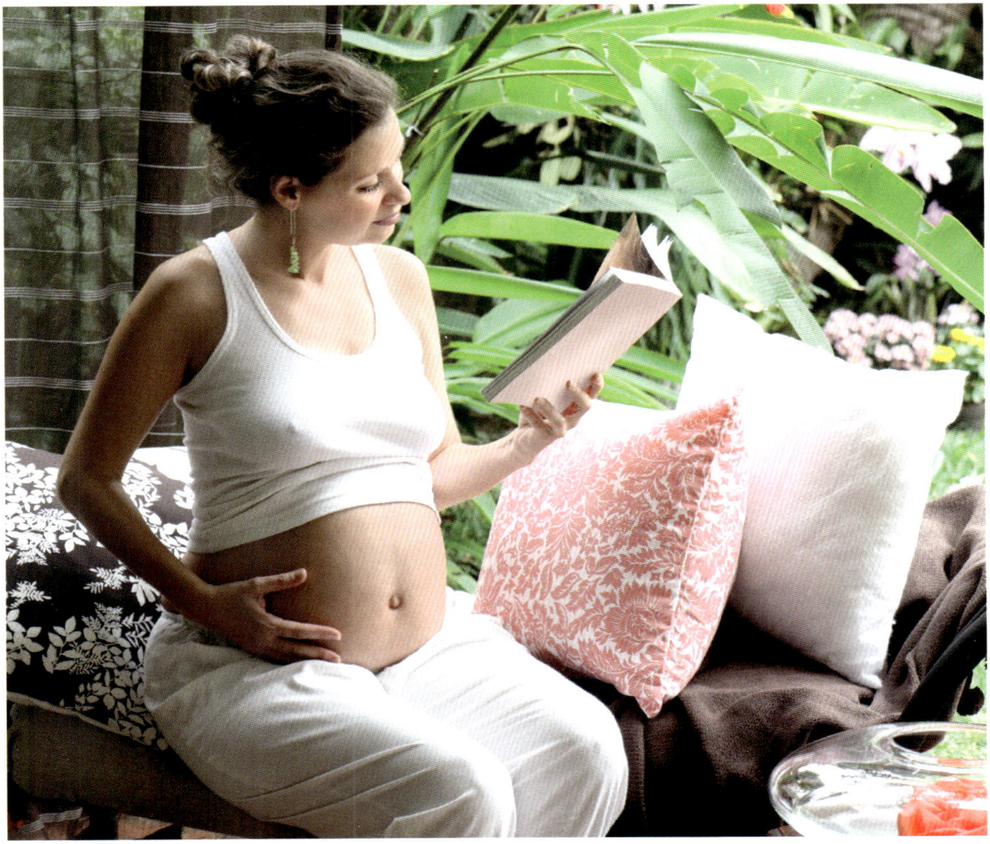

Mises en garde

Voici une liste (non exhaustive) des huiles essentielles à éviter pendant la grossesse car elles comportent un risque abortif, neurotoxique ou génotoxique : la sauge, le thuya, le persil et l'huile de rue, le basilic (méthyl-chavicol), l'estragon, le fenouil, l'aneth, l'anis étoilé, le romarin (camphre), le camphre, le carvi, le cèdre de l'Himalaya, le cyprès bleu de l'Arizona, l'eucalyptus dives et polybractea, la menthe pouliot, l'hysope, l'armoise, la tanaisie, la gaulthérie, la sabine (*Juniperus sabina*) et la noix de muscade.

Les fabricants de produits cosmétiques doivent procéder à une analyse du risque de leur formule qui tient compte de la concentration, de la fréquence d'utilisation, de la surface corporelle traitée, de la pénétration transcutanée, etc. La présence d''une huile essentielle de la liste ci-dessus dans une formule n'entraîne pas obligatoirement un risque.

En règle générale, il convient de consulter votre médecin ou de demander conseil à votre pharmacien avant d'utiliser tout produit pouvant avoir une action pharmacologique ou pouvant être potentiellement toxique (huile essentielle, plante médicinale, gélules de plante, extrait concentré de plante, produit de dermocosmétique concentré en actif...). Limitez la diffusion de produits parfumés dans la maison pendant les 3 premiers mois de la grossesse, y compris de produits naturels (proscrivez les appareils produisant une diffusion continue).

chapitre 2

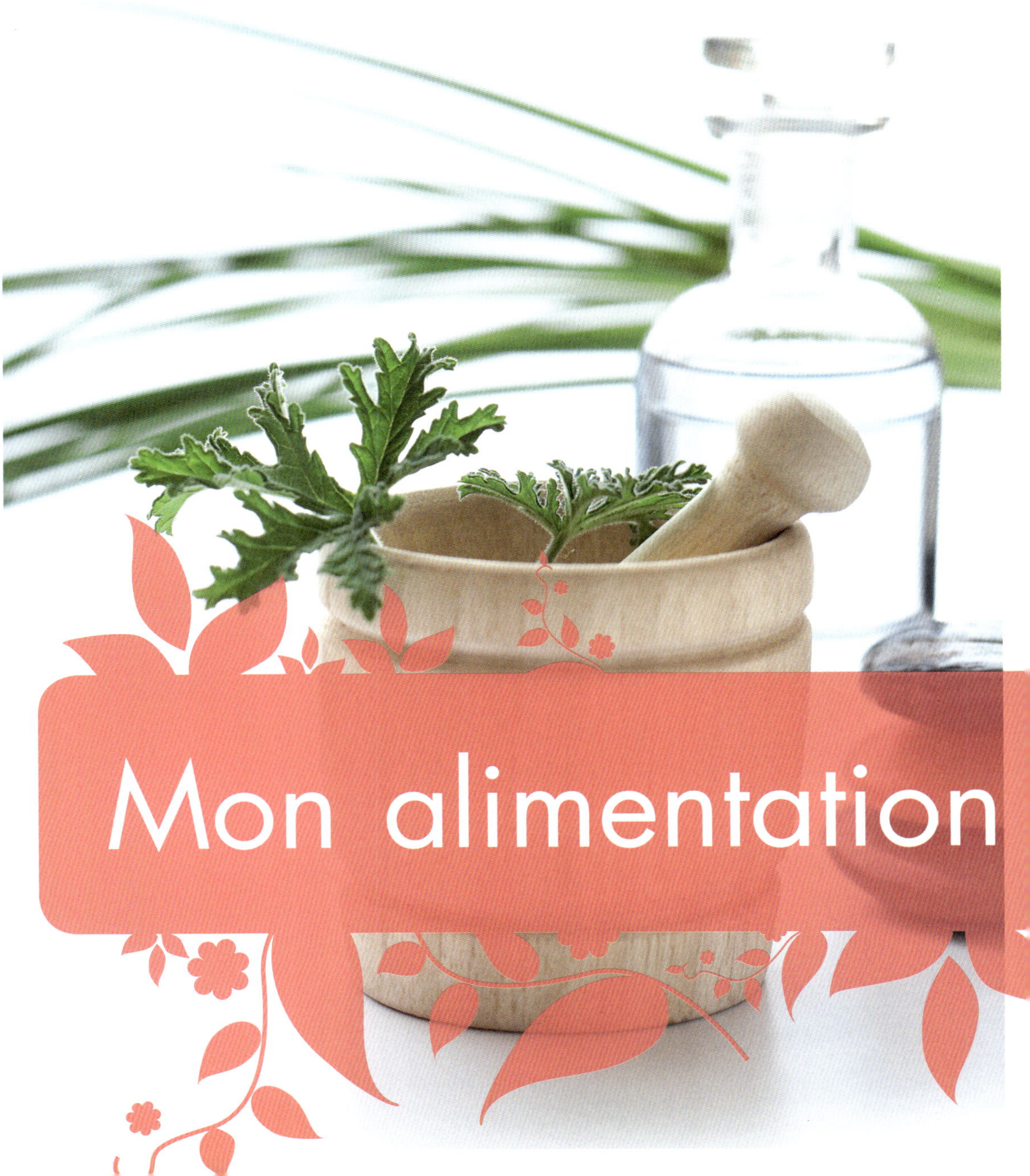

Mon alimentation

Nos habitudes alimentaires sont primordiales pour la santé mais aussi pour la beauté de notre corps. Prendre soin de son organisme, c'est le nourrir de l'intérieur en lui fournissant les bons nutriments. Ainsi, les gourmandes et les bonnes vivantes devront faire attention à ne manger ni trop gras, ni trop sucré, ni trop acide, etc.

Pour notre bien-être, il suffit de ne pas négliger quelques règles alimentaires simples. Et surtout, mangeons bio, c'est ce qu'il y a de meilleur !

Limiter les graisses

Bonne vivante, vous avez une fâcheuse tendance à manger trop gras ? Il est temps de prendre de nouvelles habitudes alimentaires.

Quels aliments choisir ?

- Diminuez les graisses cuites, fritures, plats en sauces, graisses cachées (viennciseries et pâtisseries, biscuits salés ou sucrés, confiseries chocolatées).
- Essayez de remplacer certaines sources de protéines animales par des céréales et des légumineuses.
- Augmentez votre ration de légumes verts, de fruits et surtout de légumes crus, de saison.
- Pour le goûter, prenez 1 fruit et 1 yaourt de soja, vers 17 heures.

Comment bien manger ?

- Attention à l'ordre dans lequel vous absorbez les aliments, il doit dépendre de la façon dont chaque ingrédient est digéré : commencez par les fruits frais et les crudités ; continuez ensuite avec les protéines et les laitages ; enfin, terminez par les féculents et les céréales.
- Faites des repas simples, légers et variés, avec des produits bio.
- Prenez le temps de bien mastiquer.

Elles le vivent

Fabienne : « Les épices et les aromates favorisent la digestion et l'assimilation des aliments, c'est pourquoi j'en ajoute toujours à mes plats. »

Attention aux sucres

Vous aimez manger sucré ? Pour ne pas tomber dans les excès :

- choisissez des produits complets, semi-complets pour tous vos aliments riches en glucides (hydrates de carbone) : riz, pâtes, pain, biscuits, céréales du petit déjeuner... En effet, l'avantage de ces sucres est qu'ils n'entretiennent pas les pics d'hyperglycémie et d'hypoglycémie comme le sucre blanc. Consommez les produits complets bio car dans leur version industrielle, ils concentrent plus de pesticides que les produits raffinés ;
- évitez le sucre en fin de repas, car il ralentit la digestion et provoque des ballonnements. Mangez les fruits et légumes crus en début de repas. Si vous avez besoin d'un dessert, préférez une compote ou un fruit au four.

Astuce

Essayez un bon substitut au sucre blanc : le sirop d'agave.

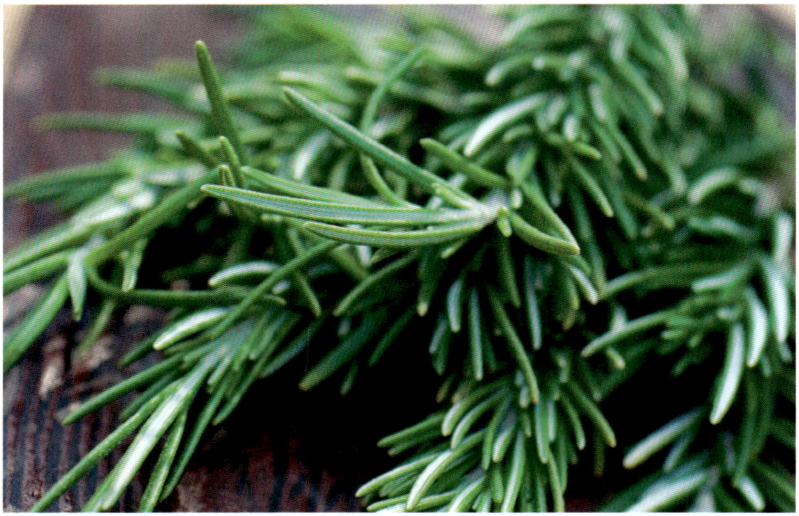

Zoom sur le sirop d'agave ou « eau au miel »

Sucrant naturel extrait de la sève d'un cactus originaire du Mexique (l'agave bleue), le sirop d'agave a la couleur du miel.

Historique

Les Aztèques donnaient l'agave en offrande aux dieux et l'utilisaient comme remède contre les maladies de peau, entre autres.

Fabrication

Les producteurs récoltent le cœur de l'agave, appelé la pina, en extraient le jus, le filtrent et le chauffent à basse température pour transformer les glucides en sucres.

Bienfaits

Le sirop d'agave a la particularité d'offrir un pouvoir sucrant supérieur au sucre blanc car il contient une très grande quantité de fructose (sucre naturel du fruit), mais avec un index glycémique extrêmement faible : 4 à 5 fois plus bas que celui du miel. Il ne provoque donc pas, contrairement au sucre, de pic de glycémie dans le sang et réduit les risques de diabète, de cholestérol et de surcharge pondérale. Le sirop d'agave a également des propriétés antibactériennes que l'ajout de sel permet de renforcer.

Mode d'emploi

Son goût neutre permet de l'utiliser véritablement comme un substitut au sucre, aussi bien dans les préparations froides que chaudes. En règle générale, 150 g de sirop d'agave remplacent 200 g de sucre. On peut trouver le sirop d'agave dans les épiceries bio et dans certaines grandes surfaces

Alimentation optimisée

Si vous pensez avoir d'assez bonnes habitudes alimentaires, nous avons encore quelques conseils pour vous :

- veillez toujours a bien mastiquer et à prendre votre temps ;
- utilisez des huiles végétales bio de première pression à froid ;
- préférez une cuisson vapeur et gardez vos légumes croquants ou, mieux encore, crus. Découvrez l'alimentation vivante, pour être en pleine santé ;
- n'oubliez pas d'acheter des fruits et légumes de saison ainsi que des produits locaux pour limiter la pollution due au transport des marchandises ;
- si vous n'avez pas encore essayé, il est temps d'enrichir vos plats de graines germées, graines de lin et algues fraîches ou déshydratées. Apprenez à les connaître et à les cuisiner dans la rubrique cuisine de FemininBio.com.

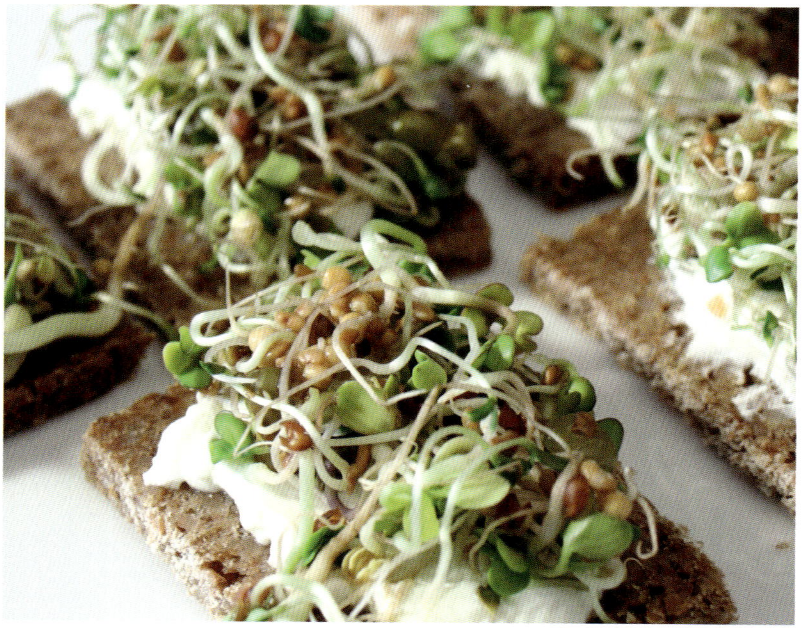

Zoom sur l'alimentation vivante et crue : entretien avec Éric Viard

Agronome depuis 1997, chargé de mission dans une association de producteurs bio pendant 7 ans, Éric Viard a pour objectif de développer l'alimentation vivante en France. Voici un extrait de notre rencontre avec ce passionné de la nature.

D'où vient votre passion pour la cuisine bio ?

Végétarien depuis l'âge de 20 ans, la naissance de ma première fille m'a fait prendre conscience qu'il était primordial de lui offrir le meilleur : des aliments bio cultivés dans le respect de la terre et de l'homme. J'ai toujours été intéressé par le lien fort entre la qualité de notre alimentation et notre état de santé.

De la cuisine végétarienne, je suis passé à la cuisine végétalienne il y a plusieurs années, puis à l'alimentation vivante, qui fait l'objet d'un suivi scientifique rigoureux très documenté depuis 1956, notamment grâce aux travaux cliniques de l'Institut de Santé Hippocrates.

Pour quelles raisons avez-vous choisi de cuisiner « tout cru » ?

Mon premier repas cru a été une véritable révélation gustative. Jamais les aliments ne m'avaient paru aussi beaux et plein de couleurs, frais et nourrissants. Ce repas m'a laissé un souvenir mémorable et la certitude qu'il y avait là quelque chose de nouveau à explorer. J'ai toujours aimé sortir des sentiers battus, et manger un avocat au tartare d'algue le matin avait quelque chose de presque révolutionnaire pour moi, fils et petit-fils de boulanger.

Au-delà de l'aspect gustatif, j'ai ensuite découvert l'intérêt pour la santé de l'alimentation vivante lorsqu'un de mes proches, atteint d'une grave maladie, a obtenu d'impressionnantes améliorations en mangeant vivant pendant plusieurs mois. Cela m'a donné envie de tenter l'aventure, en augmentant progressivement la part des aliments crus pendants 2 ans ½, puis en passant au cru intégral. Ce n'est pas du tout un objectif que je conseille d'atteindre, c'est pour moi un choix d'expérience.

Ce qui est couramment conseillé, c'est le cru intégral pendant au moins 2 ans pour les personnes qui font face à une maladie, et une proportion de 80 % de cru pour les individus en bonne santé.

Comment manier plaisir du palais et cuisine saine ?

Le plaisir du palais peut être très éphémère, c'est une sensation physique agréable suivie du besoin de retrouver à nouveau cette sensation. Les industriels connaissent bien ce mécanisme, et les aliments qui se vendent le plus facilement sont ceux susceptibles de créer une dépendance ou de répondre à des besoins émotionnels, comme les aliments très sucrés qui nous stimulent, ou ceux assez lourds à digérer qui nous endorment.

À la notion de plaisir, je préfère la notion de joie qui est une sensation de plénitude durable. Je n'ai jamais consommé de mets aussi fins et subtils qu'en alimentation vivante. Les saveurs se détachent sans se mélanger, on retrouve des goûts vrais. Les aliments reprennent leur fonction première : nourrir notre corps et nos cellules.

Aussi surprenant que cela puisse paraître, et à la lumière de mon expérience personnelle et de différents témoignages reçus, augmenter de façon significative la proportion d'aliments crus dans notre alimentation conduit à une sorte de « maturation émotionnelle », du fait justement que notre rapport aux aliments change.

Quels conseils et astuces donneriez-vous à nos lecteurs ?

Pour les personnes tentées par cette aventure, mon premier conseil serait de commencer lentement en introduisant quelques nouveaux aliments.

L'alimentation vivante s'accompagne aussi de nouvelles habitudes culinaires et d'autres appareils. Aussi, avant d'investir dans un extracteur de jus basse vitesse, un déshydrateur ou un germoir automatique, commencez par quelques recettes simples : achetez des graines germées toutes prêtes, cela vous donnera l'envie d'en faire pousser dans votre cuisine.

Préparez régulièrement un pâté de tournesol comme recette de base à faire varier en fonction de vos envies. Essayez les « green smoothies » ou les milk-

shakes végétaux à base d'amandes trempées. Ces aliments sont faciles à trouver, et les recettes sont rapides.
Ensuite, vous pourrez vous intéresser aux « crackers » déshydratés à basse température, aux « sushis vivants », ou au tartare d'algue. Vous ferez pousser vos propres jeunes pousses de tournesol non décortiqué chez vous et bénéficierez au quotidien de véritables trésors gustatifs et nutritionnels.

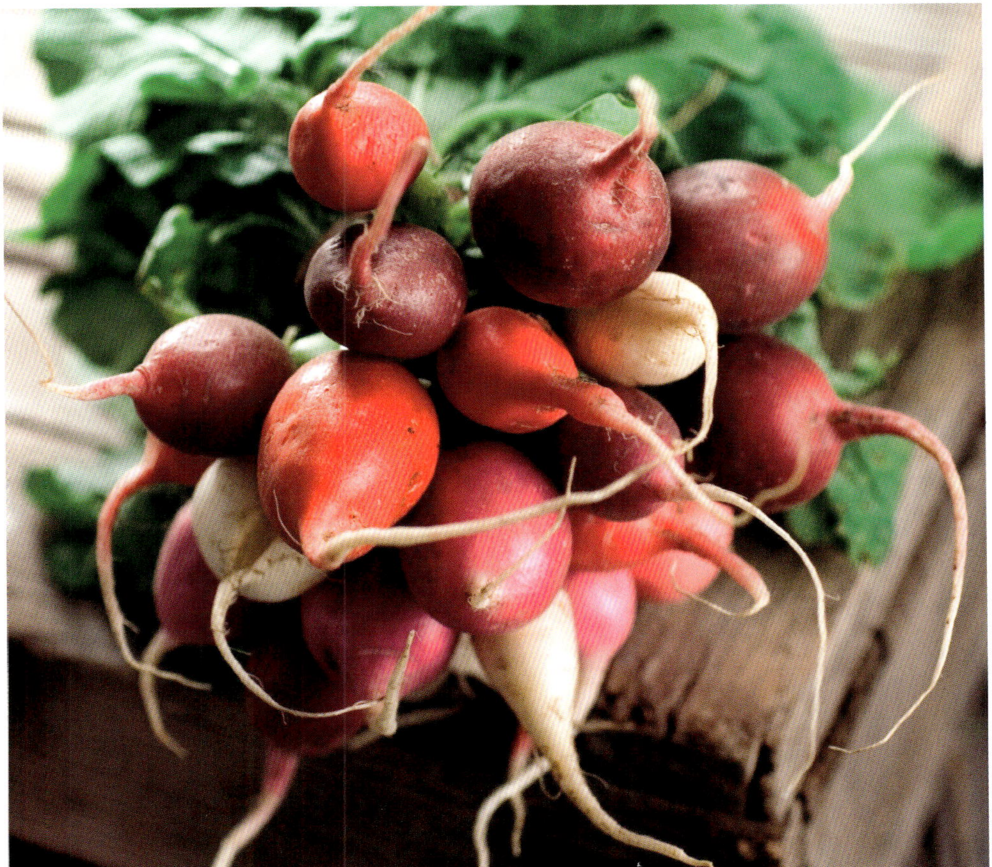

Index glycémique

Le saviez-vous ? On ne classe plus les aliments en sucre lent ou rapide mais en fonction de leur index glycémique : IG.

Consommer des aliments à IG élevé peut avoir des conséquences sur la santé : surpoids, vieillissement, altération de la qualité des tissus, fragilisation du système immunitaire, etc.

- Aliments à IG élevé, donc à éviter ou limiter : pain blanc, pain de mie, pomme de terre (notamment en purée), cornflakes, riz blanc, sucre, produits raffinés...
- Aliments à IG bas, donc à privilégier : pain intégral, lentilles, pois cassés, haricots secs, quinoa, sarrasin, petit épeautre, boulgour, riz complet, pâtes complètes, légumes verts, choux et choux-fleurs, tomates, pommes, oranges...

Astuce

Allégez vos plats à base de pommes de terre (gratins, purées, poêlées) en les mélangeant à des légumes à IG bas (courgettes, champignons, cœur d'artichaut, céléri rave, chou-fleur...). Et cela n'en sera que meilleur !

Aliments acidifiants

Le PH du corps est naturellement légèrement basique.

Consommer trop d'aliments acidifiants a des conséquences sur le système hormonal, le poids, la digestion, les maux de tête, les os et également sur la peau : déshydratation, manque d'éclat, vieillissement.

C'est pourquoi il faut respecter un équilibre acido-basique en adoptant une alimentation à 2/3 d'aliments alcalinisants (PH basique) et 1/3 d'aliments acidifiants.

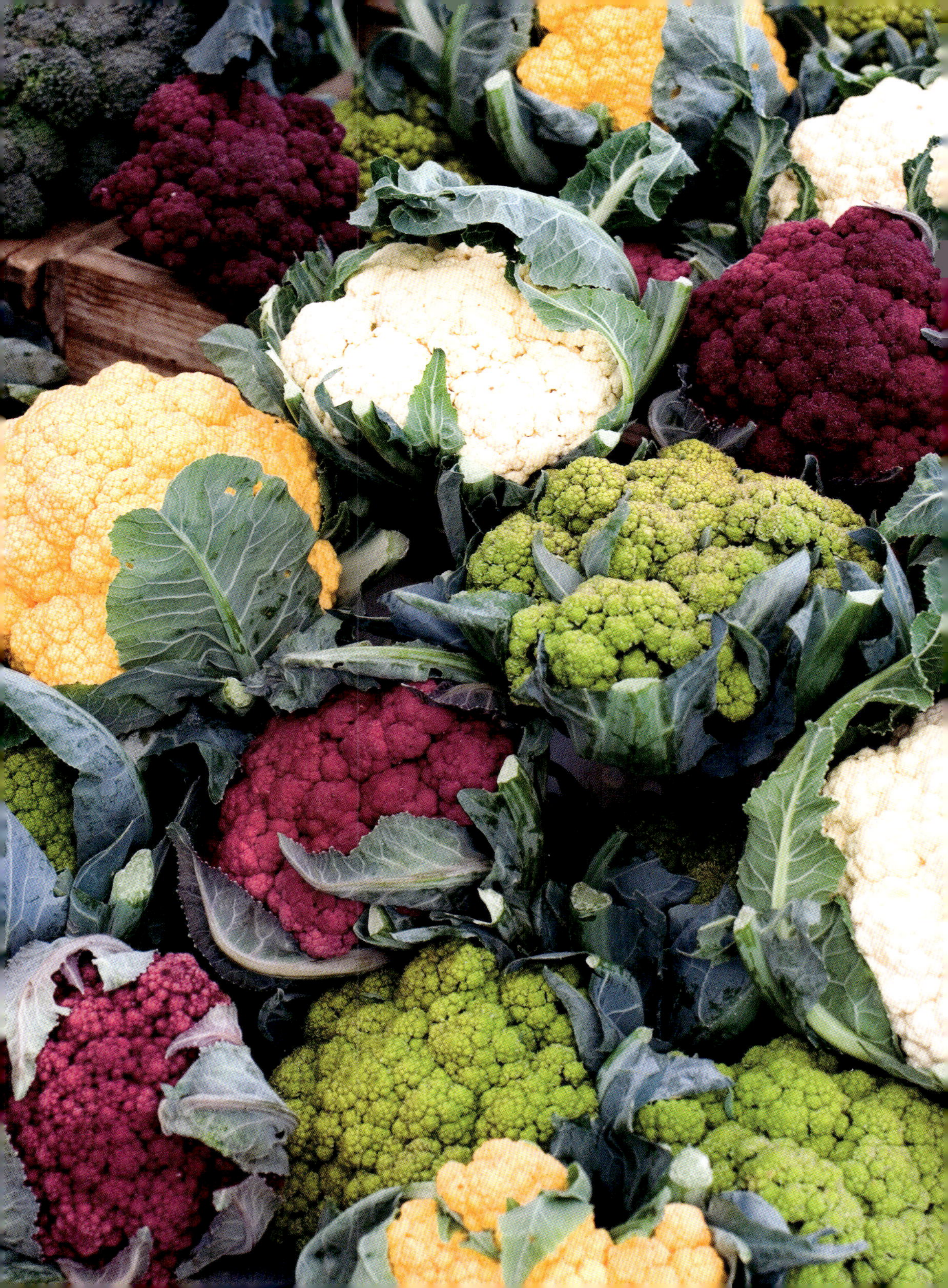

Aliments à privilégier

- Les fruits et légumes frais et crus de préférence. En particulier : citron, pomme, pamplemousse, roquette et chou. Exception faite des oranges, des pruneaux, de la rhubarbe, des asperges.
- Les herbes et les épices : persil, thym, ail...
- Les raisins secs, les dattes, les amandes sèches.
- Le lait frais ou caillé, le soja.
- Les huiles végétales de première pression à froid.
- L'eau alcaline.

Aliments à restreindre

- Biscuits.
- Produits laitiers, en particulier pasteurisés.
- Plats préparés.
- Produits sucrés et sucre.
- Farines.
- Fromages, en particulier à pâte molle.
- Viandes et poissons, blanc d'œuf.
- Fruits oléagineux.

Associations

Pour compenser l'effet des aliments acidifiants, faites les bonnes associations :

- associez par exemple les œufs et les épinards, le poulet et les légumes verts... ;
- les mauvaises associations lors d'un même repas sont : graisses et sucres, féculents et sucre, fruits citriques et céréales, café (ou thé) et crème.

chapitre 3

Ma cure de détox

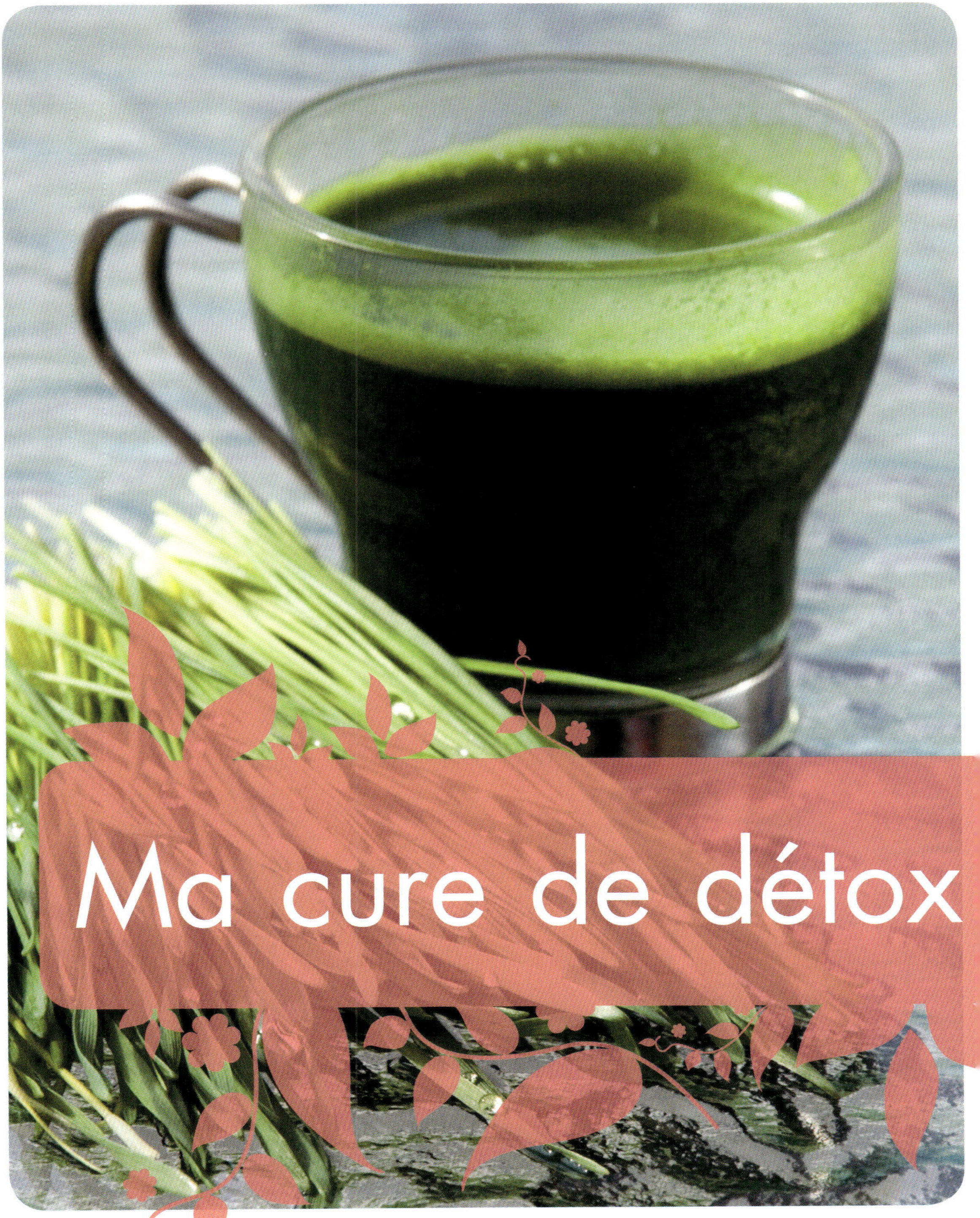

Même lorsqu'il se fait attendre, le printemps réveille notre organisme engourdi par l'hiver. Nous avons toutes envie de dire adieu au moral en berne, aux quelques kilos en trop et au teint tristounet.

Voici donc le programme de détox de printemps de Sylvie Hampikian pour se purifier.

Au menu : tisanes, mesures diététiques, hammam, gommage et masque énergisant.

Détoxification intérieure

Après les petits excès et le manque d'exercice, les déchets et toxines tendent à encombrer notre organisme. C'est le moment d'une cure dépurative. Les tisanes sont le moyen idéal, car elles obligent à consommer beaucoup d'eau, ce qui accentue leur effet détoxifiant.

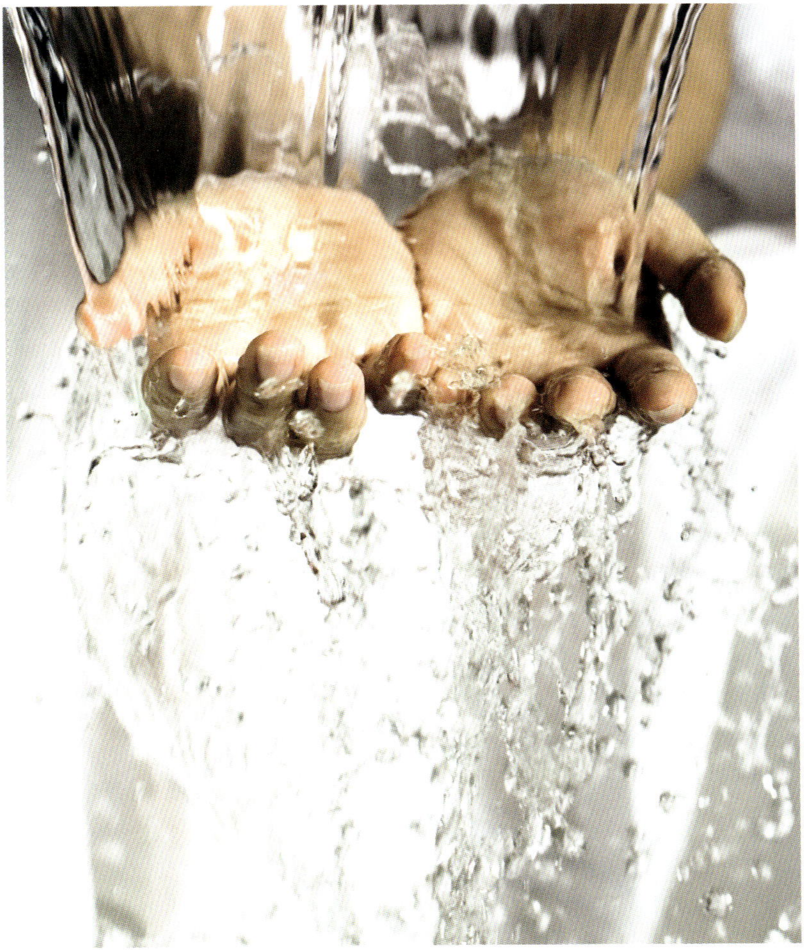

Tisanes dépuratives générales

En herboristerie, magasin bio, grande surface (marques Le Jardin Biologique, Floressance), procurez-vous un mélange dépuratif et/ou drainant. Les plantes les plus couramment employées dans ces mélanges sont : ortie, bouleau, pissenlit, reine-des-prés, queue de cerise, chiendent, menthe, feuilles de cassis, de noyer, de frêne, fumeterre, chicorée, thé vert... En règle générale, une cure dépurative doit durer au minimum 3 semaines.

Tisanes dépuratives « beauté »

Elles sont recommandées en cas de teint brouillé ou de petits boutons (acné, rosacée). Choisissez une formule spécifique, il en existe en magasins bio et herboristeries. Les plantes à privilégier : pensée sauvage, bardane, bouleau, ortie, bourdaine.

Mesures diététiques

Avec l'arrivée des premiers beaux jours et des primeurs sur les étals, le moment est venu de passer au régime fraîcheur !

Faites une cure d'asperges (sauf en cas de problèmes rénaux), jeunes carottes, jeunes poireaux, salades vertes, épinards, premières fraises (françaises)... Pour les légumes, privilégiez les crudités, les bouillons et la cuisson vapeur.

Activité physique

Allez, un peu de courage, on reprend marche, jogging, vélo, piscine, etc. !

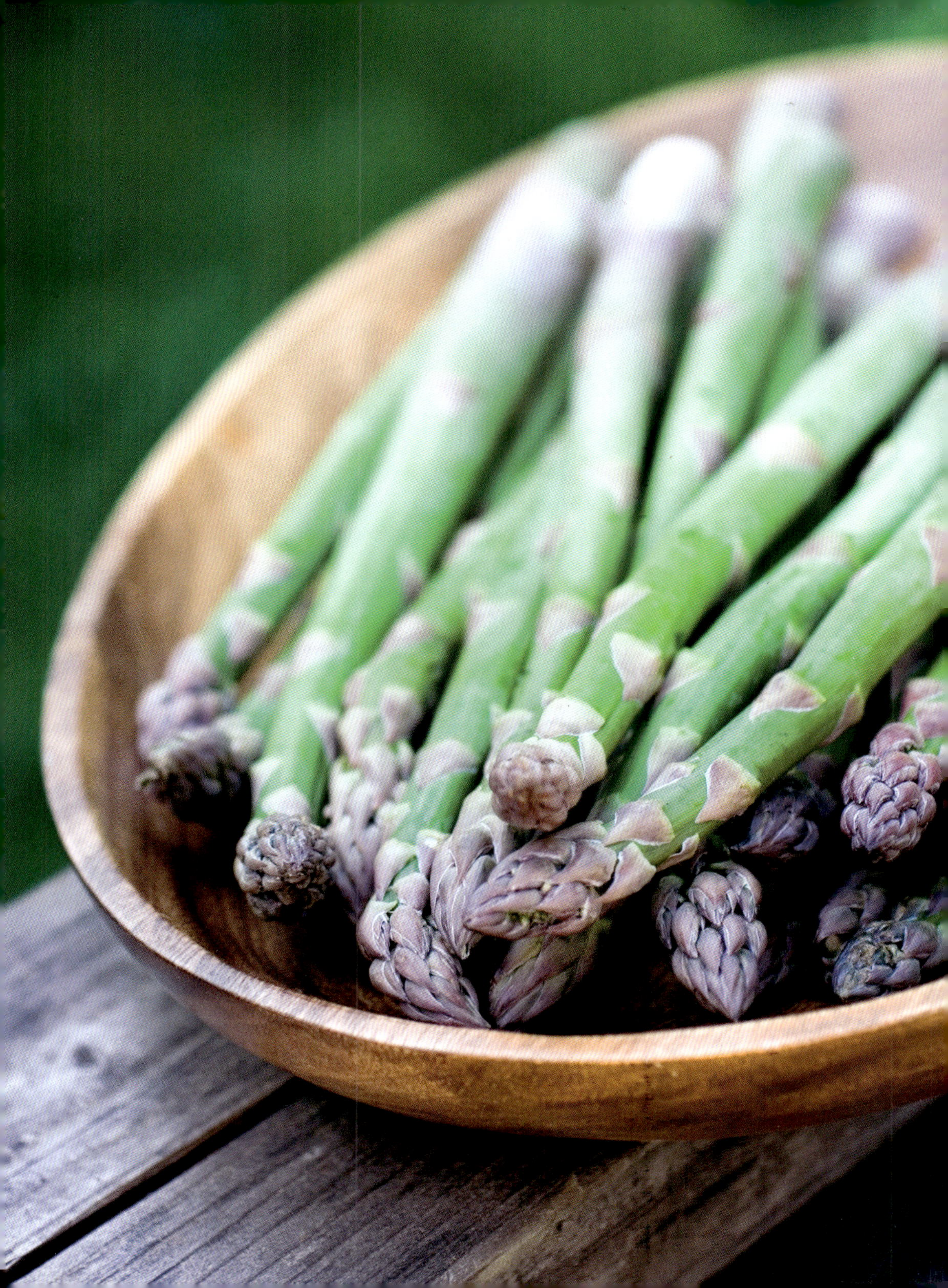

Régénération extérieure

Ce programme purifiant s'effectue en 3 étapes :

Micro-hammam purifiant

Ce sauna facial permet un nettoyage en profondeur.

Dans une grande casserole, préparez une décoction avec une bonne poignée de plantes aromatiques, si possible du jardin (thym, romarin, feuilles de lavande, sauge, menthe, mélisse, armoise...).

À défaut de plantes, remplacez-les par 3-4 gouttes d'huile essentielle au choix (lavande fine, eucalyptus radié, géranium rosat...), que vous verserez sur l'eau bouillante hors du feu.

Placez-vous au-dessus de la casserole, une serviette sur la tête, et laissez votre visage profiter 5 minutes environ de cette vapeur aromatique. Tamponnez légèrement avec une serviette et procédez ensuite au gommage.

Gommage douceur

Le gommage aidera au renouvellement de votre peau.

Effectuez un gommage selon votre habitude, par exemple avec un mélange yaourt + poudre d'amande ou de coco.

Procédez avec douceur, pour ne pas irriter la peau, déjà stimulée par le micro-hammam.

Rincez à l'eau claire fraîche ou tiède et tamponnez avec une serviette avant d'appliquer le masque.

Masque énergisant

Ce masque vous apporte vitamines, acides aminés et minéraux. Il donnera du tonus à la peau et réveillera votre teint.

La recette bio : le masque énergisant

Ingrédients pour un masque

- 1 cuillère à café de levure fraîche de boulanger (levure de bière revivifiable) ;
- le contenu d'1 ou 2 gélules de fucus ;
- ½ cuillère à café de gel d'aloès ;
- 2 gouttes d'huile essentielle de carotte (ou lavande fine, ciste ladanifère, ylang-ylang…).

Préparation

Humectez la levure de boulanger avec de l'eau tiède et laissez reposer quelques minutes pour qu'elle gonfle bien et forme une pâte homogène.

Ajoutez le gel d'aloès puis incorporez le fucus en poudre et l'huile essentielle. Vous pouvez corriger la consistance avec une huile si elle est trop épaisse, ou avec de l'argile blanche si elle ne l'est pas assez.

Appliquez en couche épaisse et laissez poser 15 minutes.

Rincez soigneusement à l'eau claire (attention, en principe ce masque adhère bien !).

Appliquez ensuite quelques gouttes d'huile visage ou votre crème habituelle.

Astuce

Vous pouvez remplacer le fucus par les quantités équivalentes de chlorella ou de spiruline.

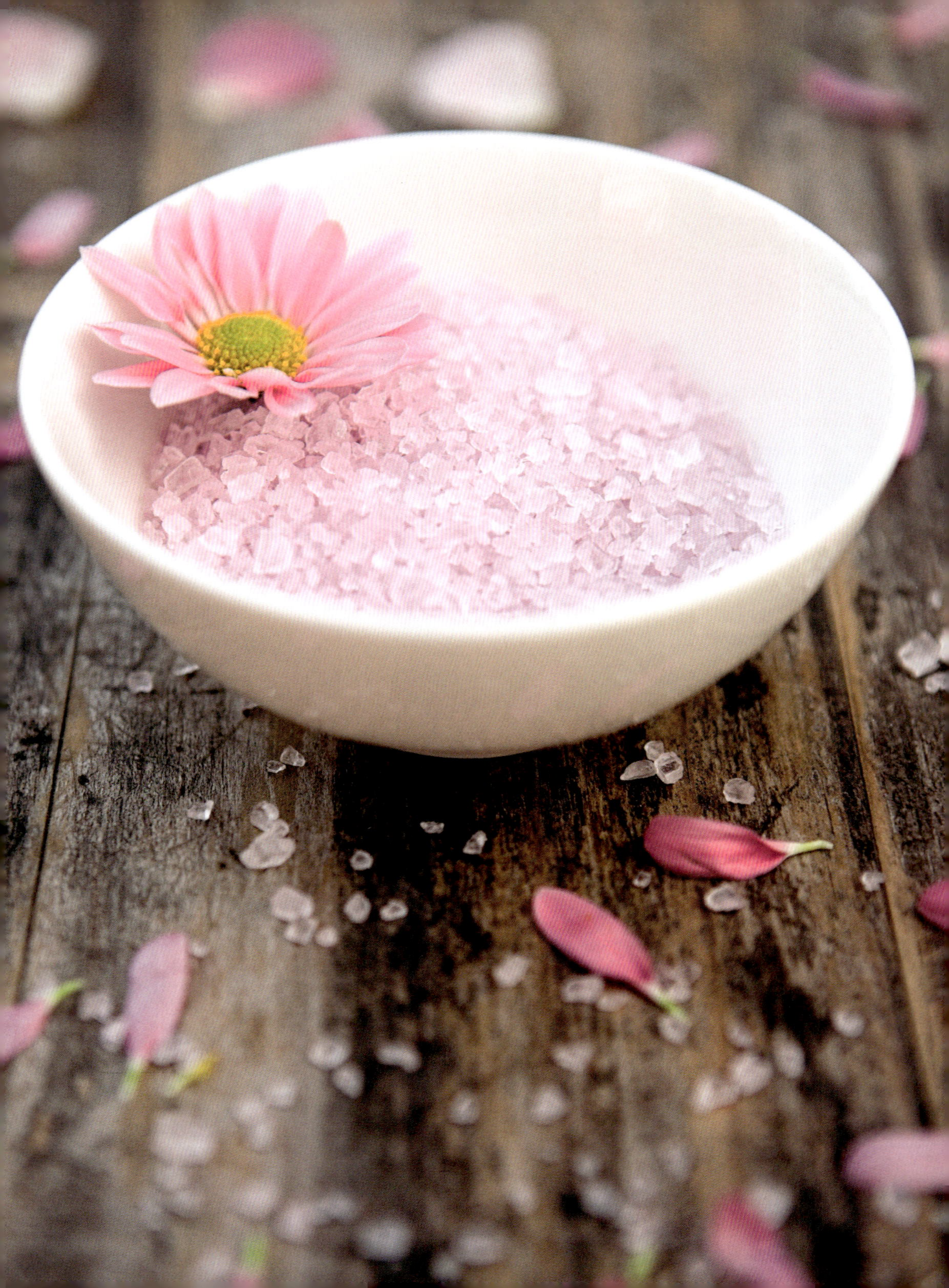

partie 2

Mes soins

Il est maintenant temps de prendre soin de la beauté de notre corps, de nos cheveux et bien entendu de notre visage.

Voici de nombreux conseils et des recettes de beauté bio pour être naturellement resplendissante !

chapitre 4

Mon corps

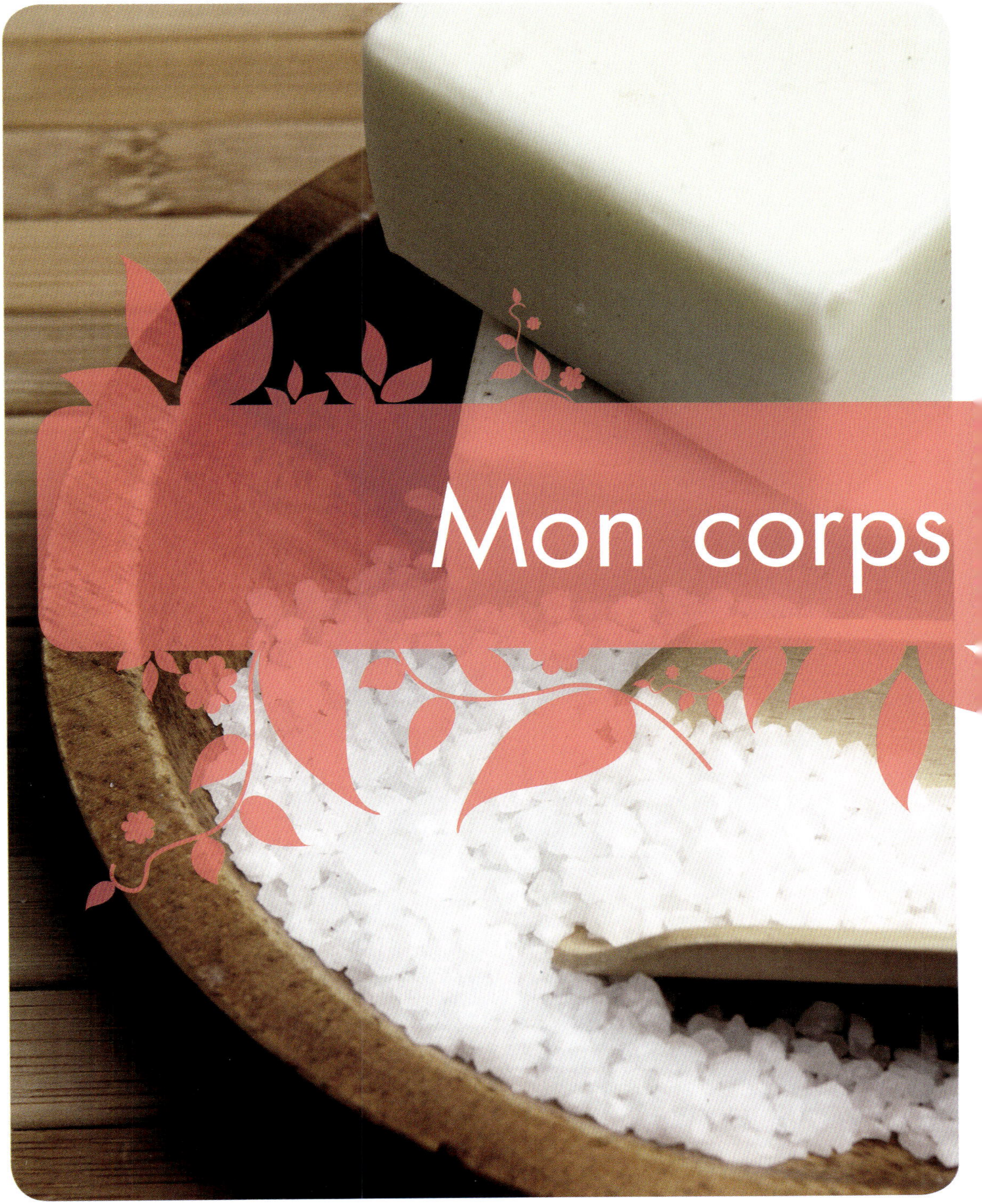

Hydrater sa peau et sculpter sa silhouette, voici les secrets essentiels pour entretenir la beauté de son corps !

Voici de nombreux conseils à appliquer pour prendre soin de sa peau, afin de combattre son dessèchement, ainsi que des astuces et recettes bio pour se débarrasser des kilos en trop, des rondeurs malvenues et de la si dérangeante cellulite…

Contre la peau sèche

La peau de votre corps a autant besoin de soin que celle de votre visage, surtout si elle a tendance à se dessécher, ou si elle ressemble déjà à une « peau de crocodile ».

Voici quelques gestes simples et efficaces qui vous aideront à combattre le dessèchement :

- faites une cure d'huiles d'onagre et de bourrache en compléments pour nourrir votre peau de l'intérieur ;
- appliquez un lait nourrissant bio régulièrement, et si cela n'est pas suffisant, alternez avec une huile végétale riche (abricot, coco, avocat, sésame, macérat de roses...) ;
- si vous avez une peau de crocodile, appliquez quotidiennement en massage une huile végétale de sésame avec quelques gouttes d'huiles essentielles drainantes et raffermissantes : mandarine, tea tree, citron ;
- si votre peau a tendance à peler, optez pour un gommage doux une fois tous les 15 jours. Faites-le vous-même : ajoutez du sel ou du sable fin à une de vos huiles végétales fétiches, puis massez votre corps ;
- adoucissez l'eau du bain avec une crème d'avoine, des sachets de flocons d'avoine ou de son de blé, du lait de coco en poudre, du bicarbonate de soude, ou des bains aux algues bio. Et surtout, séchez bien votre peau après la douche ou le bain, sans frotter.

Elles le vivent

Nathalie : « Pour éviter que le calcaire et les polluants n'agressent encore plus ma peau, j'ai équipé ma robinetterie de régulateurs à eau et de filtres. Et ça marche ! »

La recette de beauté bio de Sylvie : le gommage oriental pour le corps

Ce gommage vous permettra d'hydrater et de nourrir la peau de votre corps. Il est composé de sucre et d'huiles. Les cristaux de sucre sont exfoliants, mais leurs arêtes angulaires les rendent trop agressifs pour le visage. Aussi, mieux vaut les réserver au corps, combinés avec une huile dont l'action émolliente et adoucissante est complémentaire. Choisissez de préférence un sucre de canne dont la poudre présente un grain régulier.

Ingrédients pour un gommage :

• 4 cuillères à soupe de sucre de canne en poudre ;

• 2 cuillères à soupe d'huile végétale (tournesol, carthame, pépins de raisin...) ;

• environ 20 gouttes d'huiles essentielles hespéridées, seules ou en mélange : orange douce, orange amère (bigarade), mandarine, bergamote, petit grain.

Préparation :

Versez le sucre dans un bol, ajoutez l'huile et mélangez. Vous devez obtenir la consistance d'un miel cristallisé. Rectifiez au besoin en ajoutant un peu d'huile si le mélange est trop compact, ou un peu de sucre s'il est trop liquide.

Ajoutez enfin les huiles essentielles et mélangez à l'aide d'une cuillère. Conservez à température ambiante dans un pot bien fermé, à l'abri de la chaleur et de l'humidité. Prélevez un peu de ce mélange et effectuez des gommages circulaires sur le corps, en insistant sur les zones les plus sèches (coudes, genoux, talons) et en ayant la main plus légère au niveau du décolleté.

Rincez à l'eau tiède et essuyez-vous pour absorber l'éventuel excès d'huile.

Ce gommage aux senteurs d'agrumes évoque les charmes des soins orientaux. Il serait possible de le préparer à l'huile d'olive, mais le parfum souvent marqué de celle-ci pourrait perturber l'harmonie aromatique de la préparation. C'est pourquoi on préfère utiliser ici des huiles plus neutres.

Pour la composition parfumée, vous pouvez vous contenter d'une seule des huiles essentielles citées, ou bien les combiner selon votre humeur, sachant que le petit grain adoucira les agrumes. Deux autres huiles essentielles se marieront bien à la composition : litsée (odeur évoquant la verveine) et benjoin (odeur vanillée). Si vous avez du néroli (un petit luxe !), vous pouvez en ajouter quelques gouttes, mais ce serait presque dommage pour un soin aussi éphémère.

Astuces

- Vous pouvez préparer ce gommage en plus grande quantité, car il se conserve très bien dans un pot hermétique.
- Si vous souhaitez une consistance plus compacte, remplacez la moitié du sucre par du miel.

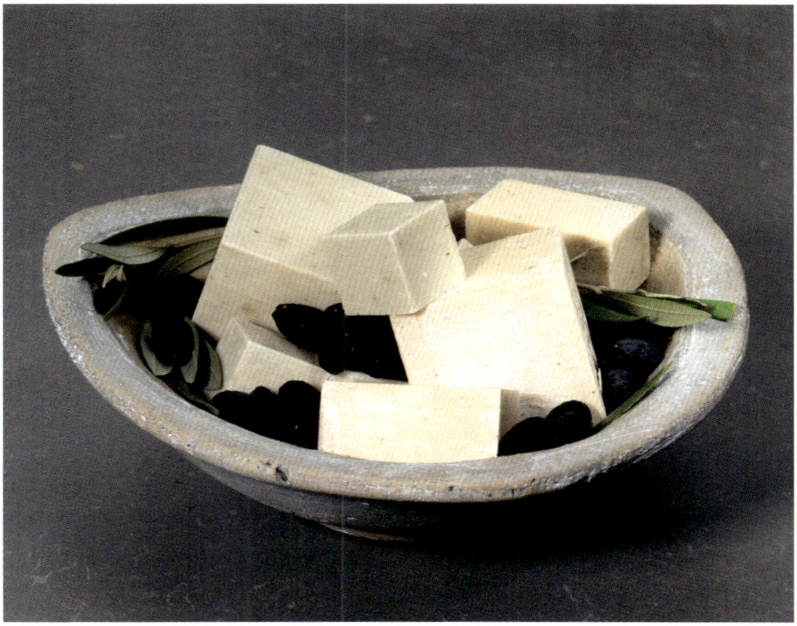

Faire fondre les rondeurs

Pour faire disparaître les rondeurs disgracieuses, commencez par notre cure d'1 mois, puis faites une mono-diète à chaque saison. Vous pouvez également vous aider des médecines douces.

Cure d'1 mois

Voici ce que nous vous conseillons de faire chaque jour, pendant 1 mois :

- buvez 2 l d'eau à laquelle vous aurez ajouté 4 cuillères à soupe d'hydrolat de genièvre ou de sureau ;
- prenez également dans un verre d'eau 4 gouttes d'huile essentielle de citron ou de bouleau, ou du mélange suivant : citron, géranium, bouleau, genévrier et verveine odorante ;
- appliquez matin et soir une crème amincissante bio sur les zones ciblées en massant énergiquement. Choisissez une base bien hydratante avec des actifs amincissants et drainants (caféine, guarana, thé vert, fucus, criste marine, cyprès, menthol, algues...) associés à des huiles essentielles détoxifiantes et raffermissantes ;
- buvez 3 tasses de tisane minceur (anti-graisses ou anti-grignotage).

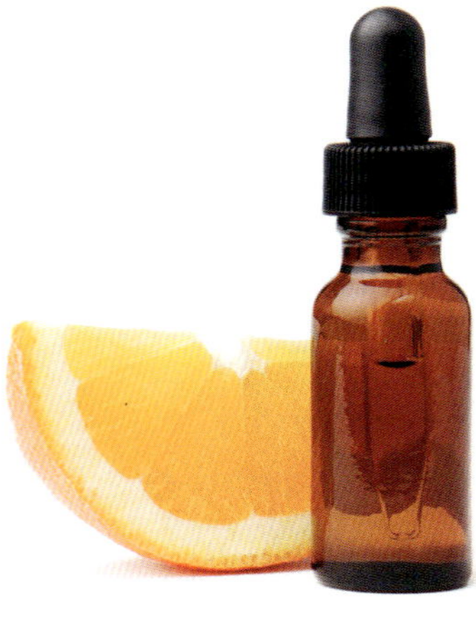

Les recettes bio : la tisane anti-graisses

Attention, cette tisane est déconseillée en cas de problème thyroïdien. Pour une tasse, mettez 1 cuillère à soupe du mélange suivant : fucus (combustion des lipides), artichaut (élimination des toxines) et reine-des-prés ou vigne rouge (drainant).

Faites bouillir 3 minutes et laissez infuser 10 minutes.

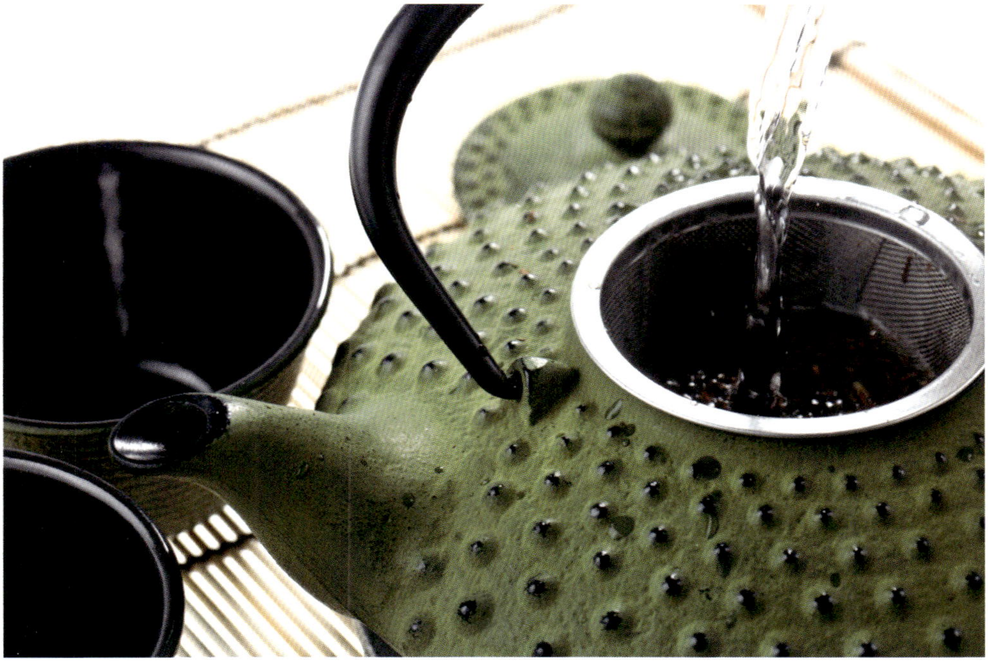

La tisane anti-fringales

Pour une tasse d'eau, mettez 1 cuillère à café du mélange suivant : mélisse, passiflore (calmants) et maté vert (léger coupe-faim).

Faites bouillir et laissez infuser 10 minutes.

Mono-diètes

Pendant 1 semaine, prenez chaque jour un repas exclusif d'un fruit frais ou du jus d'un légume. Vous pouvez par exemple, à déjeuner, manger uniquement des cerises (au printemps) ou des raisins (en automne).

Médecines douces

Certaines médecines douces peuvent aussi vous aider à perdre vos rondeurs :

- l'acupuncture est souvent efficace ;
- l'homéopathie présente également de bons résultats : faites le test minceur de FemininBio.com et suivez votre programme personnalisé !

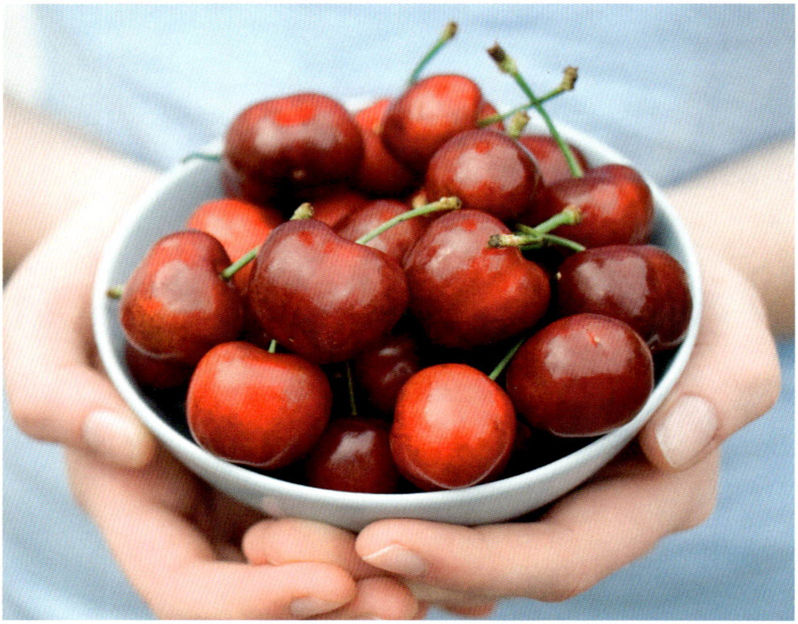

La recette de beauté bio de Sylvie : le cataplasme amincissant aux algues

Ce cataplasme vous permet de maigrir de façon naturelle grâce au pouvoir des algues ! Il s'agit d'une méthode d'amincissement local qui a fait ses preuves. Elle est très employée dans les centres de thalassothérapie. Le plus difficile est de se procurer les algues micronisées en poudre. Si vous connaissez une bonne herboristerie, cela ne devrait pas poser de problème. Vous pouvez également trouver des produits concentrés (crème d'algues, sachets de poudre) sur le site du « Comptoir des algues » à Roscoff (www.thalado.fr).

Ingrédients pour un cataplasme :

• 50 g de poudre d'algue (fucus, lithothamne, laminaires, mélange d'algues…) ;

• 100 ml d'eau chaude ;

• 15 à 20 gouttes d'huile essentielle de cyprès toujours vert, cèdre de Liban, géranium bourbon, citron ou pamplemousse zeste (exemple de mélange synergique : 5-6 gouttes de cèdre, 5-6 gouttes de géranium, 5-6 gouttes de citron).

Préparation :

Versez la poudre d'algue dans un bol. Ajoutez l'eau tiède (presque chaude) en mélangeant bien jusqu'à obtention d'une pâte épaisse mais facile à étaler.

Ajoutez les huiles essentielles puis mélangez à nouveau.

Appliquez sur les zones à traiter. Si possible, enveloppez d'un film plastique alimentaire. Laissez agir 20 minutes avant de rincer sous la douche.

Le cataplasme sera encore plus efficace si vous massez la zone à traiter avant l'application.

Vaincre la cellulite

La recette bio : la tisane anti-cellulite

Pour une tasse d'eau, mettez 1 cuillère à soupe du mélange suivant : queue de cerise (diurétique), reine-des-prés (anti-inflammatoire), feuille de bouleau (dépuratif) et feuille de cassis (contre la rétention d'eau). Faites bouillir 2 minutes et laissez infuser 10 minutes. Buvez-en 3 tasses par jour.

Contre la cellulite, une solution s'impose : le massage.

Massez quotidiennement, à mains nues, les zones où se trouve la peau d'orange avec le mélange d'huiles essentielles suivantes diluées à 2 ou 3% dans une huile de massage (macadamia, pépins de raisin, sésame, colza) : bouleau blanc, cyprès vert, romarin à cinéole ou à verbénone, cèdre de l'Atlas, menthe poivrée, lavande, citron, bois de rose.

À la place de ce mélange, vous pouvez aussi choisir un soin spécifique bio à base d'huiles végétales (tournesol, jojoba, olive ou argousier) pour nourrir la peau et favoriser son élasticité, associées à des huiles essentielles tonifiantes et raffermissantes.

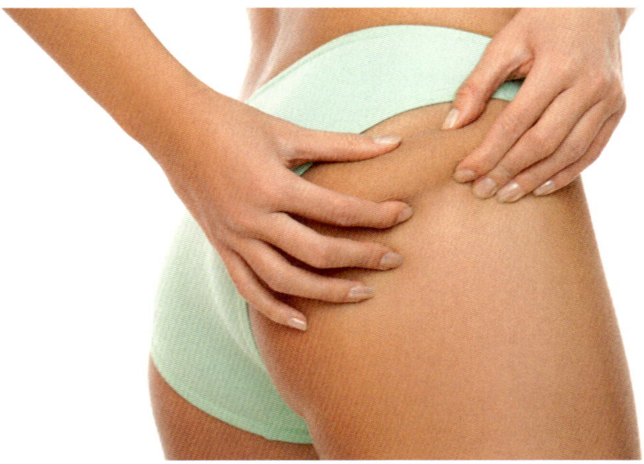

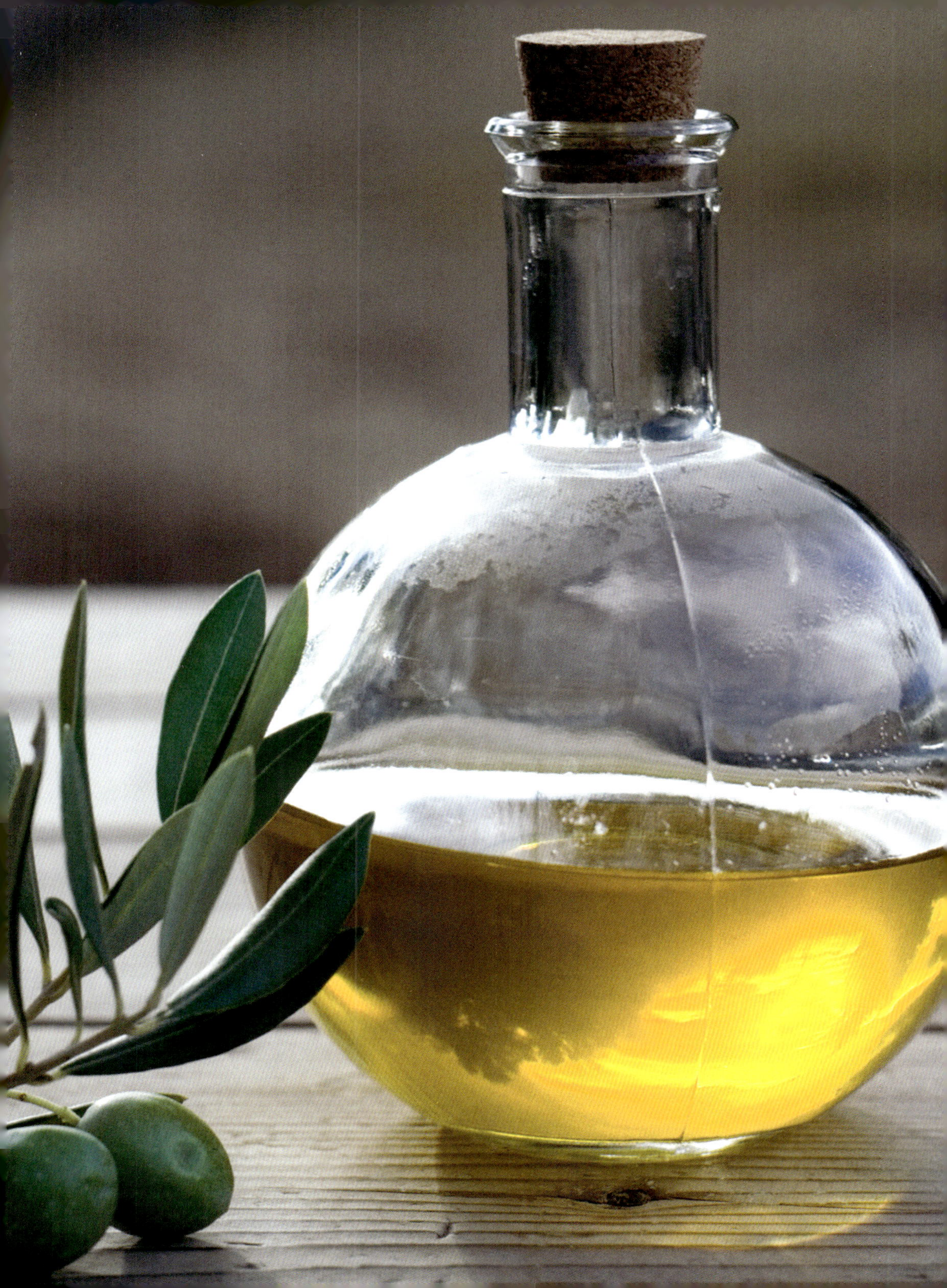

La recette de beauté bio de Sylvie : l'huile anti-cellulite

La formule efficace de cette huile vous permettra de combattre la cellulite et de retrouver des jambes légères ! Inspirée par le Docteur Guy Avril[2], elle est spécifiquement destinée à faire disparaître la cellulite sur les jambes.

Elle contient 3 % d'huiles essentielles particulièrement efficaces dans cette indication, et de l'huile de calophylle inophylle ou du gel d'aloès, qui sont quant à eux réputés pour activer la circulation sanguine.

Ingrédients pour un flacon :

- 100 ml d'huile végétale de calophylle inophylle (à défaut : macadamia, sésame, olive, pépins de raisin…) ou 100 ml d'un mélange pour moitié d'huile végétale et pour moitié de gel d'aloès ;
- 12 gouttes d'huile essentielle de romarin à verbénone ;
- 12 gouttes d'huile essentielle de cèdre de l'Atlas ;
- 12 gouttes d'huile essentielle de cyprès toujours vert ;
- 12 gouttes d'huile essentielle de genévrier commun ;
- 12 gouttes d'huile essentielle de citron (zeste).

Préparation :

Afin d'activer la circulation et d'augmenter l'efficacité de la préparation, il est recommandé de masser au préalable la zone concernée, c'est-à-dire, dans la plupart des cas, la « culotte de cheval ». Ce massage peut s'effectuer à l'aide d'une brosse ou d'un gant de crin (on reste dans le cheval !). Ne vous inquiétez pas si vous éprouvez ensuite une sensation de chaleur locale ou si vous observez une légère rougeur. Veillez toutefois à ce que la peau ne soit pas irritée.

Mélangez tous les ingrédients dans un flacon et agitez bien. Appliquez ensuite en massant de bas en haut et en faisant bien pénétrer.

Un ventre plat

Vous avez du ventre ? Eh oui, c'est malheureusement là que se stockent les graisses, mais c'est aussi souvent dû à un problème digestif. Si vous rêvez d'un ventre plat, voici plusieurs conseils à suivre : surveillez votre alimentation, faites du sport, massez votre ventre et utilisez les médecines douces.

Alimentation

- Mettez les fibres à l'honneur ! Préférez les fibres insolubles (céréales entières, poire, carotte, pomme de terre, betterave, épinard, fraise, brocoli, chou, asperge) aux fibres solubles (légumineuses, fruits riches en pectine, orge, avoine, noix, amande).
- Proportions pour un repas : mangez 3 portions de légumes pour 3 portions de fruits et 5 portions de céréales.
- Buvez beaucoup d'eau, essentiellement avant les repas pour ne pas diluer les enzymes qui interviennent pendant la digestion.
- Ne salez pas trop, pour éviter la rétention d'eau.
- Évitez le sucre et les boissons gazeuses.
- Évitez les graisses qui ralentissent le transit.
- Mangez lentement pour ne pas ingérer trop d'air.

Sport

- Choisissez de préférence un sport d'endurance : course à pied, marche rapide, vélo...
- Un ventre plat est aussi un ventre musclé. Cela est d'autant plus important que la ceinture abdominale soutient le dos. Redressez-vous et faites des abdos ou un sport adéquat : escalade, gym, danse, rameur.

Massage

Réalisez des mouvements circulaires sur votre ventre avec vos paumes, en variant la pression d'une rotation à l'autre pendant 5 minutes. Pratiquez également le palper-rouler pour déloger la cellulite : pincez la peau et roulez-la.

Médecines douces

Phytothérapie

La phytothérapie favorise la digestion.

- Graines de psyllium : faites tremper 10 g de psyllium dans 100 ml d'eau tiède pendant 10 minutes, puis buvez cette infusion.
- Agar-agar : diluez 5 g de poudre d'agar-agar dans 1 l d'eau froide et portez à ébullition pendant 5 minutes. Laissez refroidir avant de consommer.
- Alcoolats : l'alcool de menthe et l'eau de mélisse des carmes (en pharmacie), prises dans un peu d'eau ou ajoutées à une tisane, soulagent efficacement les lourdeurs d'estomac ou les ballonnements qui peuvent suivre le repas.
- Les tisanes d'anis étoilé (badiane) et d'anis vert ont les mêmes effets. Vous pouvez également croquer quelques graines d'anis vert en fin de repas.

La recette bio : la tisane anti-ballonnements

Pour une tasse, mettez 1 cuillère à soupe du mélange suivant : sauge (anti-spasmodique activant la digestion), boldo (favorise la sécrétion de la bile), cumin (prévient les ballonnements).

Faites bouillir 3 minutes et laissez infuser 10 minutes.

Homéopathie

Pour faciliter la digestion, utilisez le remède homéopathique *opium* 4 CH. Prenez 3 granules une heure après chaque repas.

Astuce

Pour réaliser un laxatif naturel, diluez 20 g de sel de magnésium dans 1 l d'eau filtrée. Buvez-en un verre avant le repas.

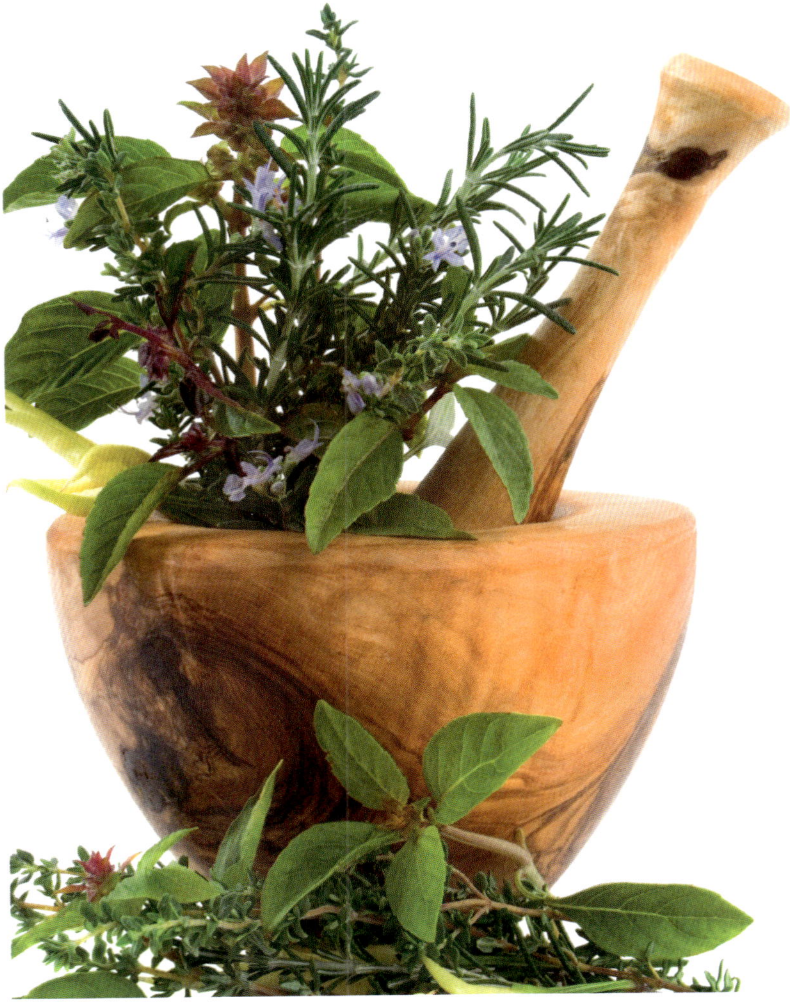

Zoom sur l'agar-agar, par Cléa[3]

L'agar-agar est une algue rouge, lavée, séchée, refroidie, déshydratée pour être transformée en poudre blanche. Au Japon, où l'on a découvert son pouvoir gélifiant, on l'appelle le *kanten*, aliment des dieux (c'est dire si ça vaut la peine de s'y intéresser !).

Les Japonaises adorent l'agar-agar car elles disent qu'il fait maigrir. En réalité, comme tout mucilage, il facilite la digestion et l'élimination.

De plus, l'agar-agar adsorbe, c'est-à-dire qu'il capture les métaux lourds et les poisons chimiques que nous consommons régulièrement, et qui favorisent les radicaux libres responsables des cancers...

Ajoutez à cela sa grande richesse en minéraux, sa composition proche de zéro calorie, et vous comprendrez pourquoi c'est un véritable allié de notre santé... Et de notre cuisine ! Car on peut tout faire avec, ou presque.

Comment l'utiliser ?

L'agar-agar existe sous plusieurs formes : en barres, en paillettes et en poudre. Les deux premières sont un peu moins pratiques d'utilisation, car il faut les faire tremper, les essorer, et les cuire longtemps. Optez plutôt pour la poudre.

Pour la recette de base, comptez 500 ml d'eau pour 2 g d'agar-agar. Mélangez, portez à ébullition et laissez frémir quelques instants. Libre à vous ensuite d'aromatiser cette « potion », de la saler, de la sucrer, de l'épicer, de lui ajouter des fruits coupés, des purées d'oléagineux. Une fois le mélange versé dans des récipients individuels, il ne reste plus qu'à le laisser refroidir, puis à le réfrigérer pour 1 à 2 heures.

Les gelées

À base de jus de fruits ou de légumes et d'eau, les gelées sont simplissimes à réaliser. Portez à ébullition 2 g d'agar-agar et 500 ml de jus, puis laissez refroidir.

Les flans

Les flans sont des gelées à base de lait végétal, ils donnent une consistance différente, moins translucide.

Les crèmes

À la différence des flans, les crèmes ne contiennent pas seulement du lait, mais aussi... de la crème ! Cela peut être de la crème de soja, d'avoine liquide, de coco...

Les mousses

Pour les mousses, pensez à faire prendre l'agar-agar dans une toute petite quantité de lait végétal que vous mélangerez ensuite avec du tofu soyeux, de la chantilly de soja, ou encore des blancs d'œufs.

Les glaces

Il s'agit tout simplement de crèmes ou de mousses, mixées et mises en sorbetière.

Les terrines

Sur la base d'une simple recette de flan, imaginez toutes sortes de terrines aux fruits ou aux légumes...

Les confitures

Si votre confiture est trop liquide, 2 g d'agar-agar pour 1 kg de fruits sauveront l'affaire ! L'agar-agar remplace en effet très bien la pectine et permet de réaliser des confitures peu sucrées.

Consultez toutes nos recettes à base d'agar-agar dans la rubrique « cuisine » de FemininBio.com.

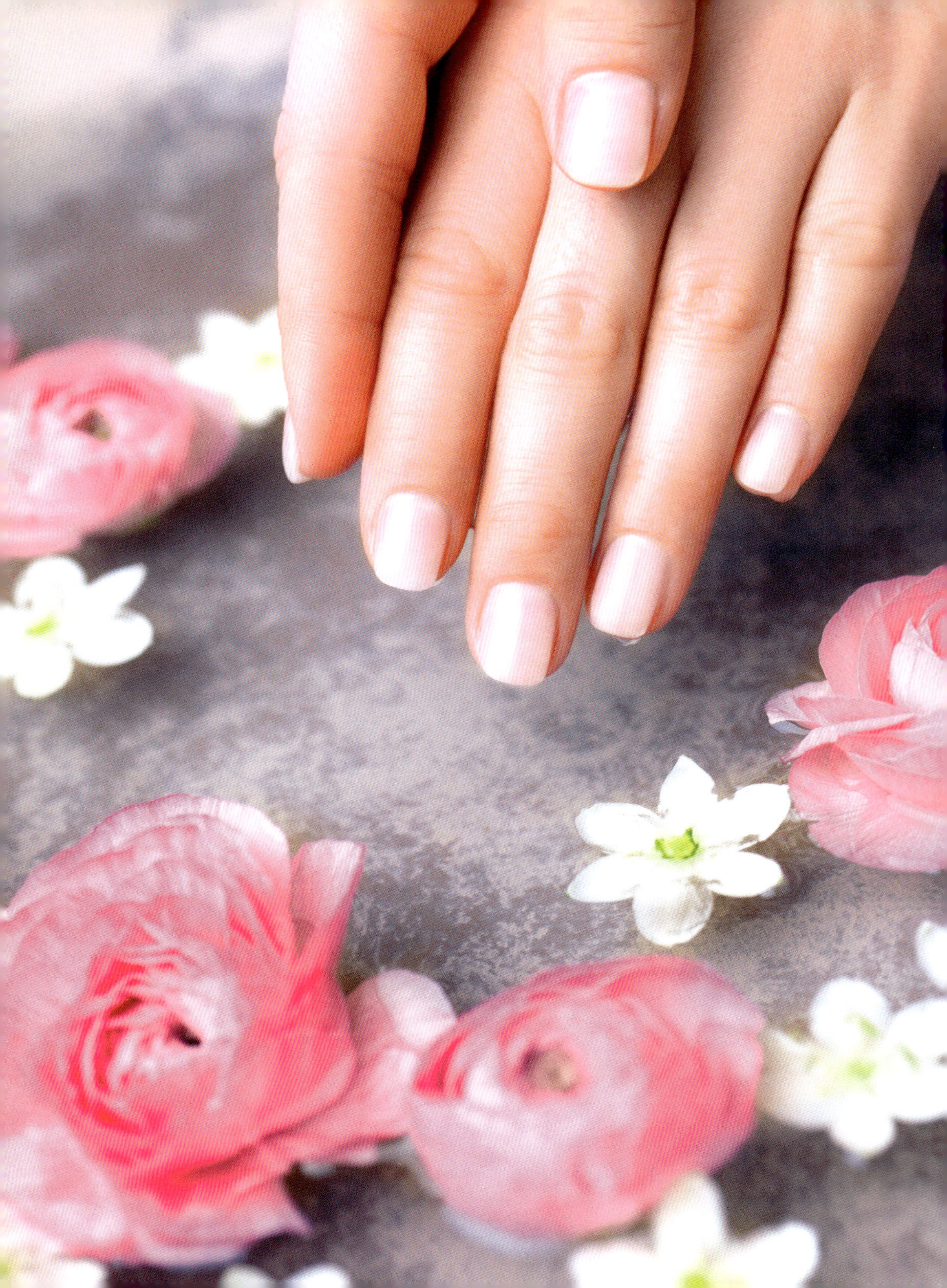

Soins des mains

Voici quelques astuces pour avoir de belles mains :

- anti-taches brunes : pour estomper les taches brunes sur vos mains, appliquez tous les jours du citron pendant 1 semaine puis observez le résultat. Attention à ne pas les exposer au soleil. Sylvie vous propose sa recette de beauté bio anti-taches colorées, page 140 ;
- nourrissez vos ongles : mélangez 1 cuillère à soupe d'huile d'amande douce ou de jojoba avec 3 gouttes d'huile essentielles de Tea Tree et 3 gouttes d'huile essentielle de pin. Massez ensuite vos ongles et cuticules deux fois par semaine avec cette préparation ;
- fortifiez vos ongles : faites les tremper dans un mélange à parts égales de macérat huileux d'aloe véra et d'huile d'argan. Vous pouvez rajouter 2 gouttes d'huile essentielle de citron. L'huile de ricin est également un excellent fortifiant des ongles ;
- mains douces : faites d'abord un gommage ; mélangez de l'huile d'olive à du sel fin ou du sucre et massez doucement vos mains avec ce mélange. Ensuite avant de vous coucher, enduisez-vous les mains de beurre de karité.

N'oubliez pas de repousser vos cuticules avec un bâtonnet en bois après les avoir trempées dans un petit bain d'eau tiède. Surtout ne les coupez pas.

Vous pouvez aussi appliquer un vernis à ongle naturel mais attention car à ce jour il existe très peu de marques qui offrent des vernis certifiés bio ou naturel. Ouvrez l'œil !

Soins des pieds

Quand le soleil revient, il est temps de bichonner ses petits pieds avec une sélection de cosmétiques bio :

- au préalable, si la peau est très sèche aux talons, poncez-là à l'aide d'une pierre ponce noire (comme celle de Tadé) ou faites un gommage à sec. Poursuivez en polissant doucement la surface de l'ongle avec une lime ;
- pour les petits bobos ou les mycoses, utilisez directement 1 à 2 gouttes d'huile essentielle de tea tree, formidable bactéricide. Vous pouvez également verser quelques gouttes dans une bassine d'eau tiède et faire un bain de pieds ;
- appliquez ensuite tous les jours pendant au moins 1 mois une crème bio nourrissante et hydratante ou du beurre de karité.

Elles le vivent

Émie : « Essayez donc aussi un soin de nuit en enduisant copieusement vos pieds de beurre de karité mélangé à une huile végétale (avocat, coco ou amande douce) : vous m'en direz des nouvelles ! »

Vous pouvez aussi faire un saut chez la pédicure pour un soin aux huiles végétales et essentielles !

chapitre 5

Mes cheveux

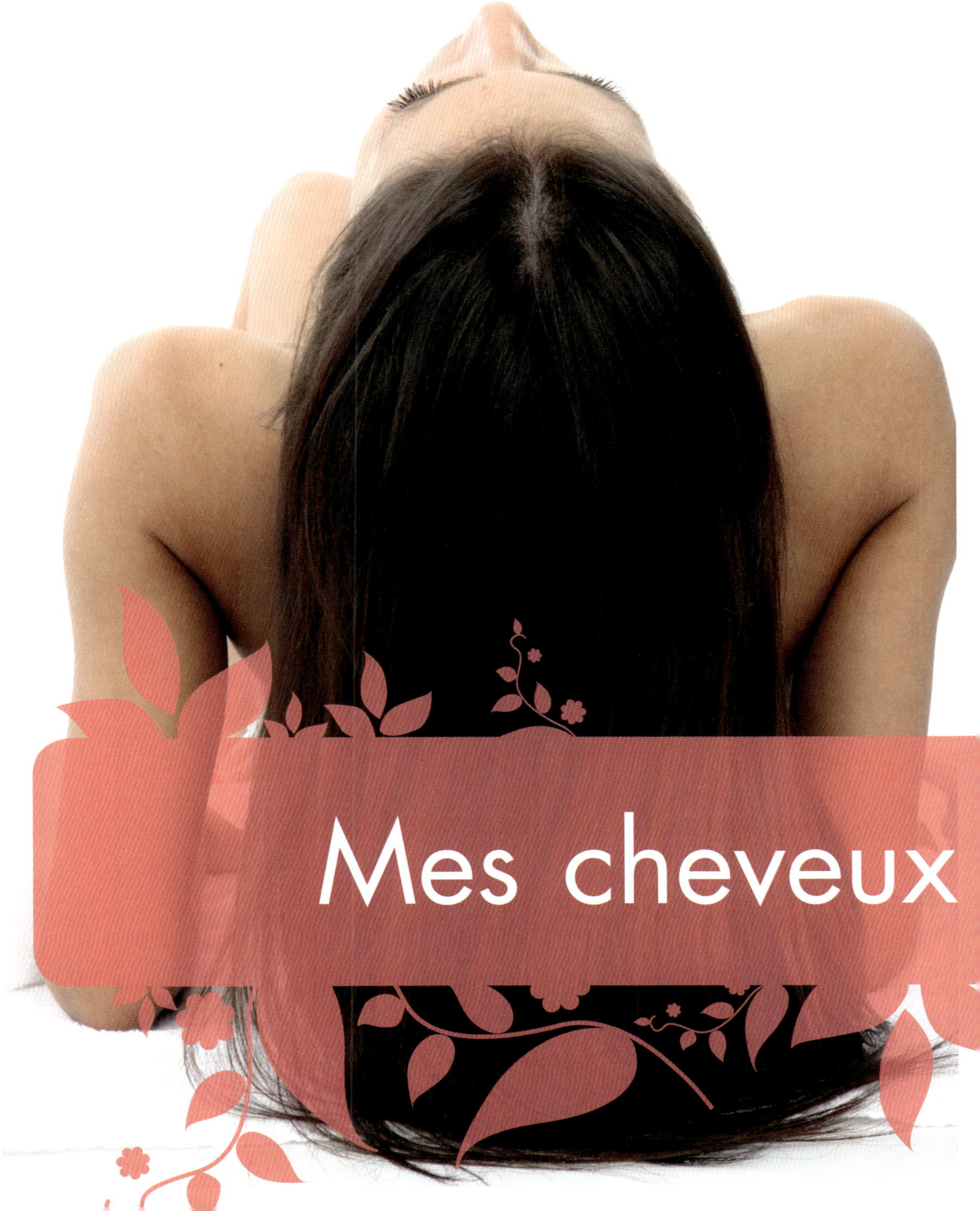

Du volume, de beaux cheveux souples et éclatants, nous en rêvons toutes ! Cela n'a rien d'une mission impossible si on apprend à en prendre soin !

Avant tout, la première règle à suivre, c'est d'éviter les shampoings décapants et trop parfumés et de leur préférer par exemple un shampoing bio au lait d'avoine.

Ensuite, les soins de beauté à apporter dépendent des caractéristiques de nos cheveux : sont-ils secs ou plutôt gras, abîmés, cassants, ternes, plats ? C'est en déterminant à quelle catégorie ils appartiennent que nous saurons les entretenir au mieux.

Cheveux secs

Si vos cheveux sont trop secs, ils risquent de s'abîmer facilement. Voici des solutions très simples pour éviter leur dessèchement :

- ne les lavez pas trop souvent. Un shampoing tous les 3 jours est amplement suffisant ;
- utilisez un shampoing bio pour cheveux secs et diluez-le à 50 % dans l'eau ;
- appliquez un masque nourrissant du commerce ou faites-le vous-même en mélangeant de l'huile de jojoba et du beurre de karité avec 3 gouttes d'huile essentielle d'ylang-ylang ou de géranium rosat ou bourbon ;
- n'abusez pas du sèche-cheveux et utilisez une brosse en bois comme celles de la marque Tek.

Cheveux gras

À l'inverse, si vos cheveux sont trop gras, ce n'est pas non plus très sexy... Mais pas de panique, cela peut s'arranger en suivant les consignes que voici :

- ne lavez pas vos cheveux tous les jours et évitez surtout les produits trop détergents car ils entraînent une sécrétion plus importante de sébum ;
- utilisez un soin régulateur de sébum bio. Le rhassoul et le savon d'Alep conviennent bien aux cheveux gras ;
- ajoutez à votre shampoing quelques gouttes d'huile essentielle : cèdre, lavande, citron ou pin.

Astuce

Ajoutez à l'eau de rinçage 2 cuillères à soupe de vinaigre de cidre ou d'infusion d'achillée millefeuille séchée.

Cheveux « raplaplas »

Pour redonner du volume à vos cheveux, il faut avant tout choisir les bons produits :

- n'alourdissez pas vos cheveux avec des soins trop riches ;
- choisissez par exemple un shampoing bio au miel ou un soin à l'huile de quinoa, qui aide à la croissance et au développement du cheveu ;
- utilisez du henné : il est très efficace pour redonner de la vigueur aux cheveux. Si vous ne souhaitez pas vous teindre les cheveux, employez le henné neutre ;
- de temps à autre, faites également une cure de levure de bière en compléments pour fortifier vos cheveux.

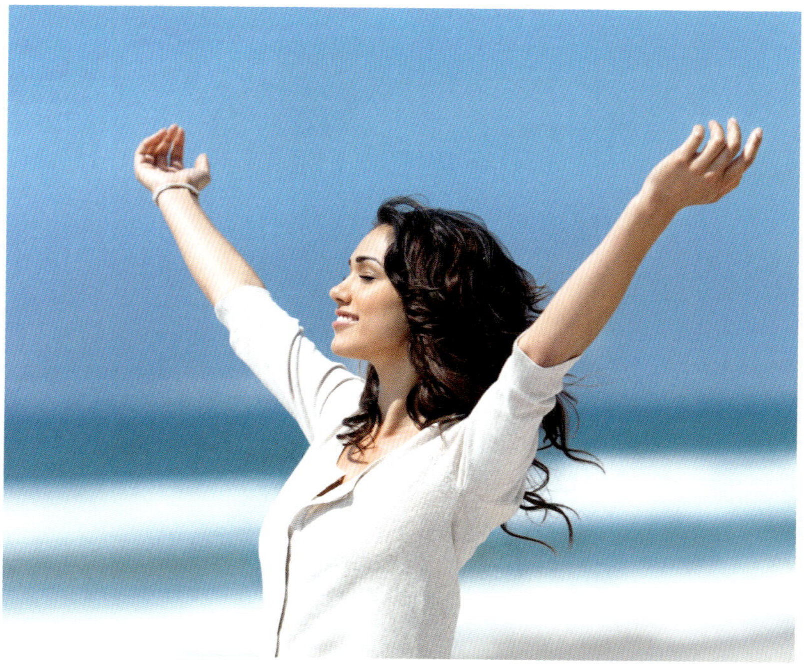

Zoom sur le henné

Employé par les femmes orientales depuis l'Antiquité, le henné fortifie, répare, protège et colore le cheveu. Il redonne à la chevelure éclat et vitalité.
Utilisé comme soin et coloration capillaire, le henné se présente sous forme de poudre. Il agit comme une gaine pour le cheveu et resserre ses écailles. Très bon remède pour les cheveux fins et « raplaplas », il leur apporte du tonus et du volume. Pour les cheveux à tendance grasse, il fonctionne comme un régulateur de sébum.

Il existe deux sortes de henné : l'un est neutre (Cassia obovata), il peut être utilisé pour redonner brillance et vigueur aux cheveux fatigués ; l'autre est coloré (Lawsonia inermis), il s'emploie pour teinter et relancer l'éclat de la chevelure.

Son utilisation est très simple, vous pouvez donc l'appliquer seule, dans votre salle de bains. Pour cela, mélangez la poudre de henné dans de l'eau chaude jusqu'à obtenir une pâte épaisse. Pour une meilleure prise de la couleur, vous pouvez y ajouter un peu d'huile d'olive et de jus de citron. À l'aide de gants, appliquez la pâte mèche par mèche, sur l'ensemble de la chevelure. Enroulez ensuite vos cheveux dans une charlotte ou une serviette humide et laissez reposer 20 minutes à 2 heures, selon le résultat plus ou moins intense que vous désirez. Puis, rincez abondamment vos cheveux afin d'enlever tout le henné et terminez par un shampoing doux.

À savoir !
Le henné comporte certes de nombreuses qualités revitalisantes, mais il ne couvre pas le cheveu uniformément. Il dépose un film protecteur qui apporte au cheveu des reflets nuancés et chauds.
Pour les cheveux clairs, optez pour le henné neutre. Il teintera en douceur votre cheveu. Sur cheveux bruns, le henné donnera une belle couleur auburn ou cuivrée. Les cheveux châtains obtiendront, eux, une jolie nuance de rouge tirant sur l'acajou.

Cheveux abîmés

Coloration

Les colorations peuvent être très agressives pour les cheveux et le cuir chevelu. Pour prévenir les problèmes, évitez les colorations conventionnelles et préférez les colorations naturelles, minérales ou végétales.

Zoom sur la coloration végétale

Attention aux confusions : les colorations que l'on appelle « naturelles » ou « à base d'ingrédients naturels » sont différentes des colorations végétales bio. Pour ne pas vous tromper, et vous assurer que vous utilisez bien une coloration végétale, vérifiez toujours la certification du produit.

La recherche dans le domaine des colorations végétales progresse rapidement, malgré tout il existe encore quelques limites : ainsi, une femme blonde ne peut pas encore devenir brune avec ce type de produit, qui n'est efficace que pour des mèches ou des nuances. En revanche, dans ces deux derniers cas, le résultat est très naturel, les cheveux sont beaux et brillants, et le cuir chevelu n'est pas du tout agressé.

Comme il reste encore du chemin à parcourir par la recherche, peu d'entreprises commercialisent aujourd'hui des colorations végétales. Le principal vendeur de ces produits est la marque allemande Logona. Quant à la nouvelle marque française Terre de Couleur, elle développe également une intéressante gamme de colorations.

Comme cette technique de coloration est assez complexe et que les temps de pose sont longs, on ne trouve pas non plus beaucoup de coiffeurs spécialisés dans ce domaine.

Souhaitons donc que les progrès continuent, car il est important de trouver une alternative aux colorations chimiques qui sont agressives tant pour le cuir chevelu que pour les mains de la personne qui les utilise !

Réparation

Vos cheveux sont cassants, fourchus, les pointes sont sèches… rien n'est perdu ! Même pour les cheveux abîmés, il existe des remèdes. Voici donc comment vous pouvez soigner vos cheveux :

- faites régulièrement un masque nourrissant et apposez un soin spécifique bio sur les pointes ;
- choisissez des soins bio à base de prêle et d'extrait de bambou, qui aident à réparer et à renforcer les cheveux.

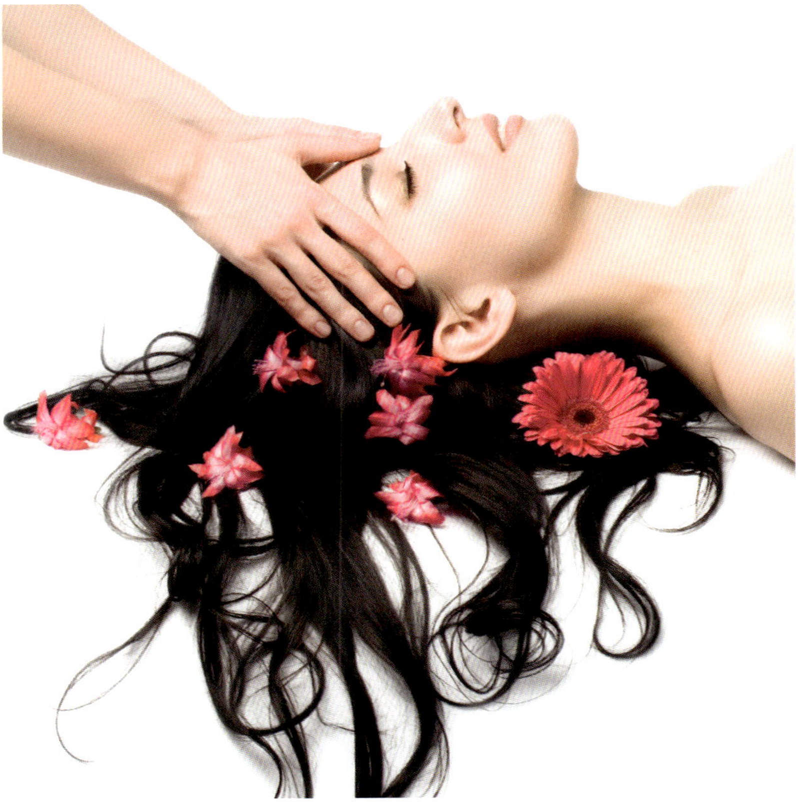

La recette de beauté bio de Sylvie : le masque capillaire léger à l'aloès

La plupart des huiles végétales fines (vierges, première pression à froid) constituent d'excellents soins capillaires nourrissants et réparateurs. Elles sont très utiles en masque, pour restaurer les cheveux secs, abîmés par le soleil ou par les colorations. Leur seul inconvénient, c'est qu'il est assez difficile de les rincer après la pose : deux shampoings sont souvent nécessaires pour éviter que les cheveux paraissent « lourds ».

La recette suivante a l'avantage de se rincer beaucoup plus facilement, grâce à la présence de gel d'aloès (qui va également tonifier, gainer et hydrater les cheveux).

Ingrédients pour un masque :

- 1 à 3 cuillères à soupe de gel d'aloès stabilisé (magasins bio), selon la longueur des cheveux ;
- 1 à 3 cuillères à soupe d'huile végétale (pépins de raisin, olive, sésame, macadamia, ricin…) ;
- 3 à 9 gouttes d'huile essentielle de romarin à verbénone ou à cinéole (facultatif).

Préparation :

Mélangez à parts égales le gel d'aloès et l'huile végétale de votre choix (préparez la quantité de masque en fonction de la longueur de vos cheveux).

Ajoutez éventuellement l'huile essentielle de romarin, connue pour fortifier les cheveux.

Avant votre shampoing, appliquez généreusement votre masque sur la chevelure humide, sans hésiter à masser le cuir chevelu.

Laissez poser 15 à 30 minutes. Rincez généreusement à l'eau claire puis procédez à votre shampoing.

Si vous avez les cheveux très secs, vous pouvez remplacer l'huile essentielle de romarin par de l'huile essentielle de bois de santal, lavande fine ou ylang-ylang.

Cheveux ternes

Pour redonner de l'éclat à vos cheveux, choisissez les bons produits :

- appliquez une lotion revitalisante à base de jus de bouleau ou d'ortie, massez quelques minutes ;
- utilisez du henné : il est très efficace pour redonner de la brillance aux cheveux. Si vous ne souhaitez pas vous teindre les cheveux, employez le « henné neutre ».

Astuce

Pour des cheveux éclatants, ajoutez du vinaigre de cidre à votre eau de rinçage.

La brillance du cheveu vient aussi de l'intérieur ! Faites une cure d'acides aminés soufrés. Vous en trouverez dans l'alimentation, et plus particulièrement dans les végétaux et les légumineuses. Ils sont disponibles aussi en concentrés, sous forme de capsules. Prenez-en alors deux par jour.

Elles le vivent

Bérangère : « Pour que mes cheveux brillent, j'ajoute à mon shampoing doux quelques gouttes d'huile de romarin à cinéole ou à verbénone, ou de l'huile de thym à linalol. »

Objectif zéro pellicule !

Voici une astuce très facile pour combattre les pellicules : il suffit d'ajouter à une dose de votre shampoing habituel 2 gouttes d'une huile essentielle antifongique : citron, eucalyptus radié, lavande aspic, lavandin super, palmarosa, sauge sclarée, tea tree, thym (linalol, génaniol) ou romarin (verbénone, cinéole).

La recette de beauté bio : le masque antipelliculaire

Mélangez 20 gouttes d'essence de tea tree à 5 cuillères à soupe d'huile de jojoba. Appliquez sur cheveux humides, laissez agir 1 heure, puis rincez soigneusement.

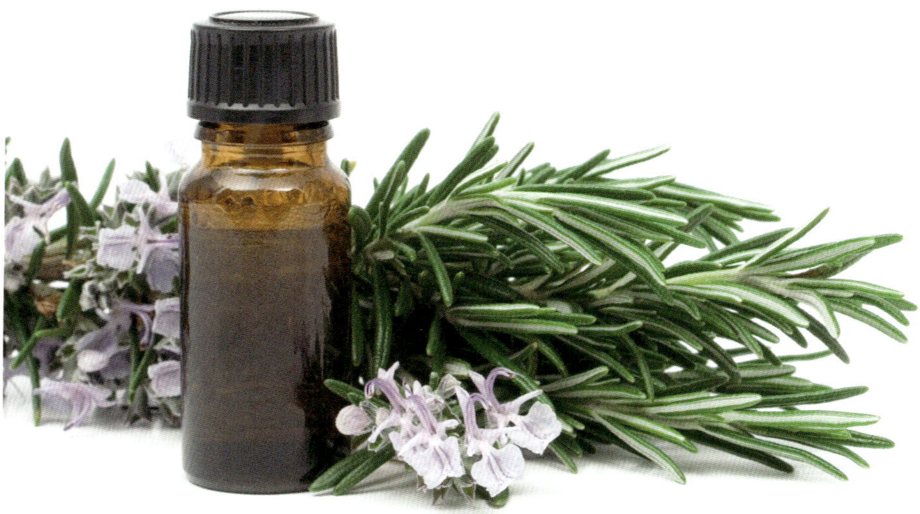

chapitre 6

Mon visage

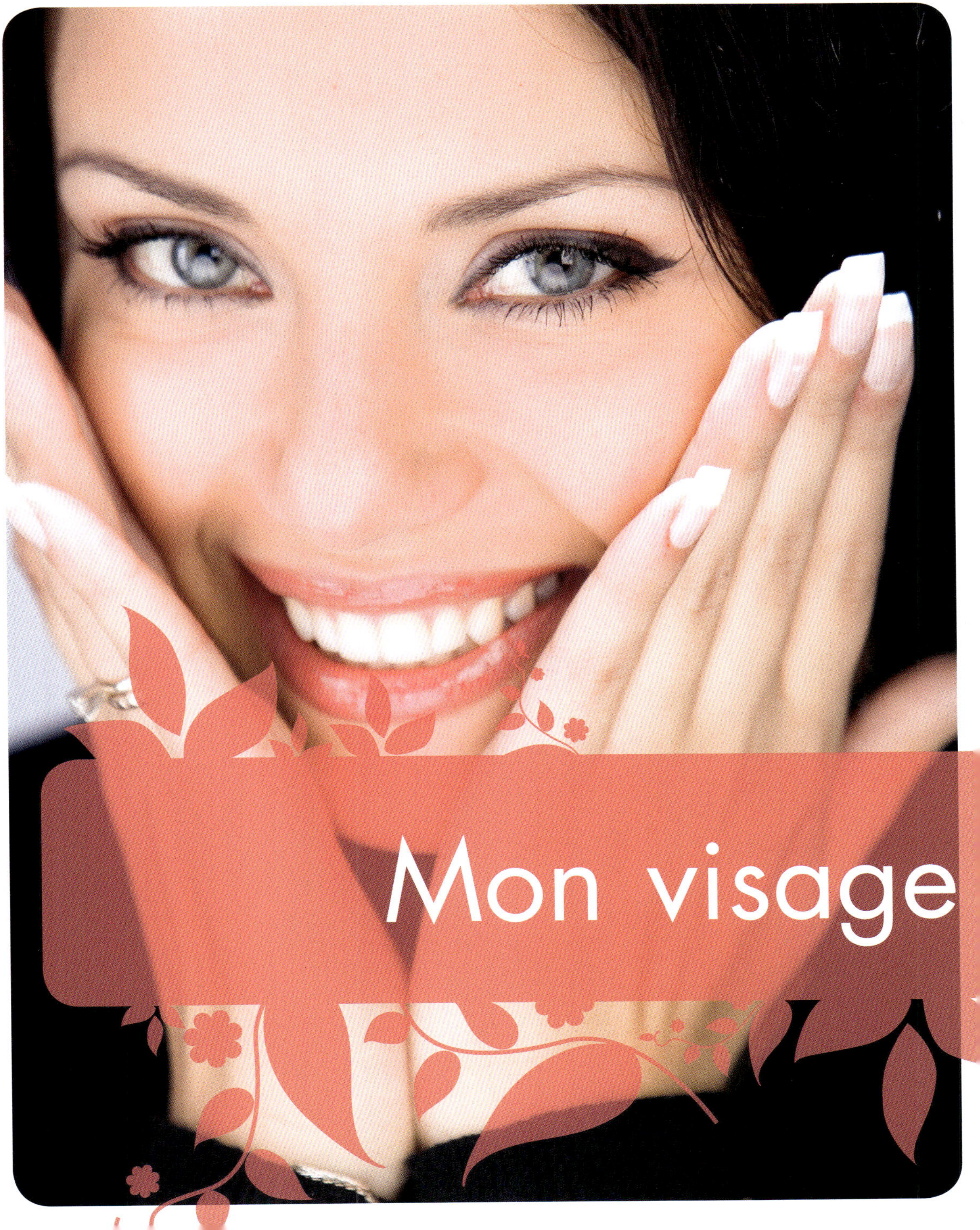

Le visage est la partie de notre corps qui demande le plus de soin. Il faut savoir le bichonner, entretenir sa beauté, son teint et sa jeunesse tous les jours.

Les soins à prodiguer sont différents selon les types de peau, c'est pourquoi nous commençons ce chapitre par un classement en quatre tendances : peaux normales à sensibles, sèches, mixtes, et grasses. Vous y trouverez ainsi forcément votre compte !

Ensuite, nous aborderons tous les problèmes spécifiques que vous êtes susceptible de rencontrer (tiraillements, couperose, points noirs, boutons, rides, cernes…), et vous proposerons la ou les solutions pour y remédier.

Quel est mon type de peau ?

Avant de continuer votre lecture, déterminez votre type de peau pour pouvoir vous reporter au diagnostic qui vous concerne.

La peau de votre visage est :

- normale, plutôt fine, avec parfois des rougeurs, et assez réactive.
  Vous avez une peau **normale à sensible** : page 90 ;
- plutôt sèche, parfois très sèche, surtout l'hiver.
  Vous avez une peau **à tendance sèche** : page 99 ;
- plutôt grasse sur le front, le nez, le menton (zone T), et plutôt sèche sur les joues.
  Vous avez une peau **à tendance mixte** : page 106 ;
- grasse sur l'ensemble du visage, et plutôt épaisse.
  Vous avez une peau **à tendance grasse** : page 115.

Chaque peau est particulière, il est donc hasardeux de la classifier. Sélectionnez la tendance qui vous semble la plus proche de votre peau. Nous affinerons ensuite ce diagnostic en apportant des solutions à vos problèmes spécifiques.

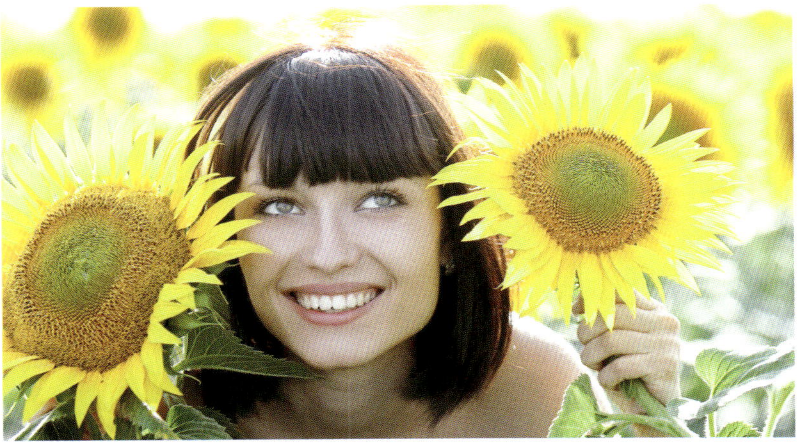

Peaux normales à sensibles

Votre peau est assez fine, elle montre parfois des rougeurs sur le visage, des picotements, des tiraillements et tolère mal les agressions extérieures (froid, soleil, vent, pollution, cosmétiques). Elle est dite normale à sensible.

Nos conseils

- N'utilisez pas de produits alcoolisés, purifiants et décapants. Choisissez des cosmétiques bio.
- Évitez les démaquillants à l'eau.
- Préférez une alimentation riche en acides gras essentiels, du type oméga-3 et oméga-6, qui nourrissent la peau et ont des vertus anti-inflammatoires : mâche, huiles de colza et de noix, poissons d'eaux froides (par exemple : le saumon).

Astuce

2 cuillères à soupe d'huile végétale de noix ou de colza suffisent à couvrir les besoins journaliers en oméga-3.

- Pensez à boire de l'eau (filtrée) en quantité suffisante pour maintenir une hydratation optimale.

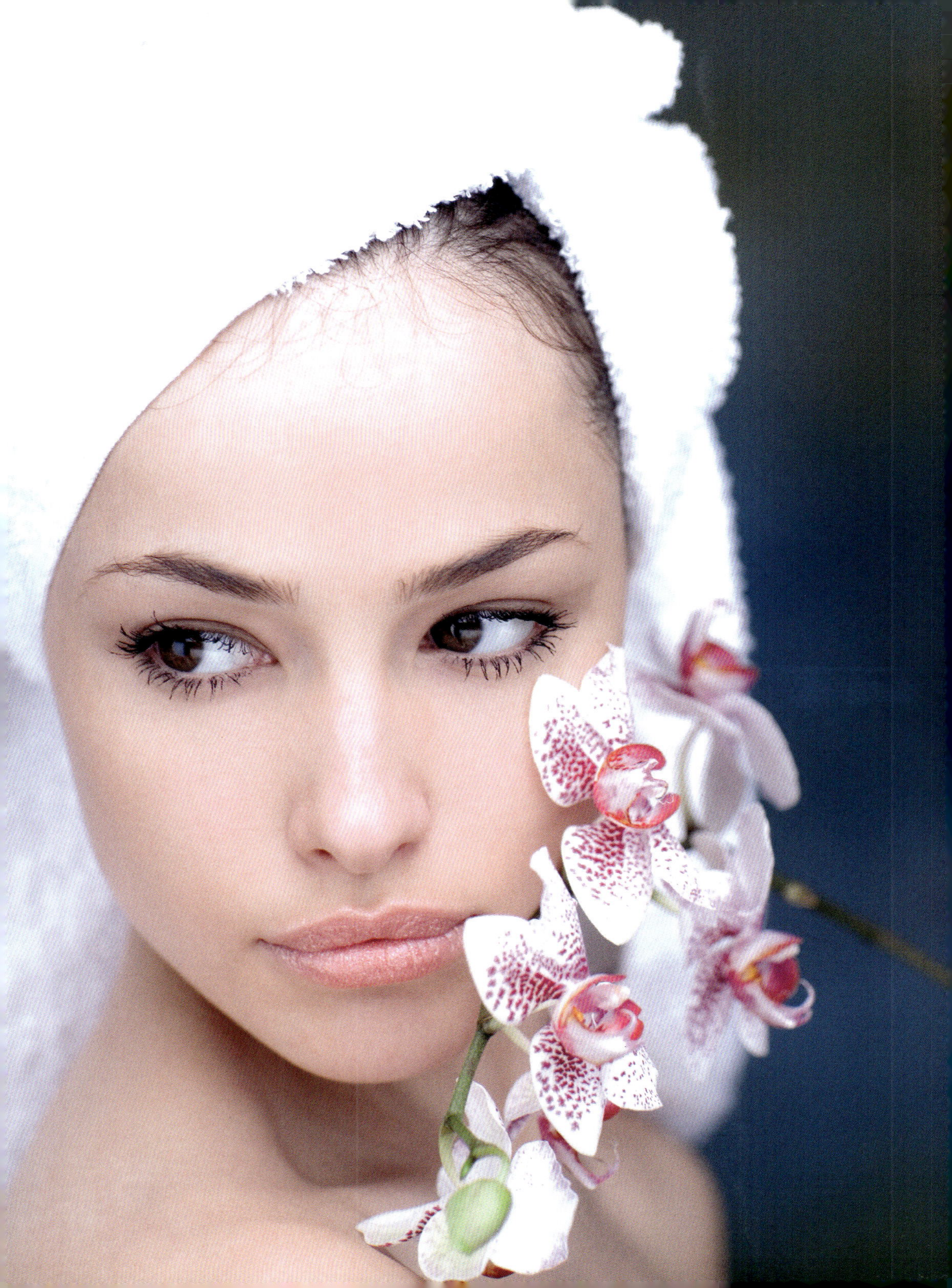

Vos huiles végétales fétiches

- Pour apaiser : amande douce et onagre, macérats de lavande, calendula, aloès, camomille.
- Pour lutter contre le froid : beurres de cacao, de karité et de mangue.
- Pour vous protéger du soleil : calophylle inophylle, coco et jojoba (en cas d'exposition prolongée, ajoutez une protection solaire).

Vos huiles essentielles fétiches

- Pour désinfecter et apaiser : lavande fine.
- Pour stimuler les défenses de la peau : bois de rose.
- Pour calmer les démangeaisons (antiprurigineuse) : camomille romaine.

Elles le vivent

Vanessa : « Je confectionne moi-même mon masque hydratant. Je mélange 1 cuillère de yaourt nature et 1 goutte d'huile essentielle de lavande. J'applique ce masque sur mon visage, je masse, je laisse poser 5 minutes, puis je rince… et le tour est joué, tout en douceur ! »

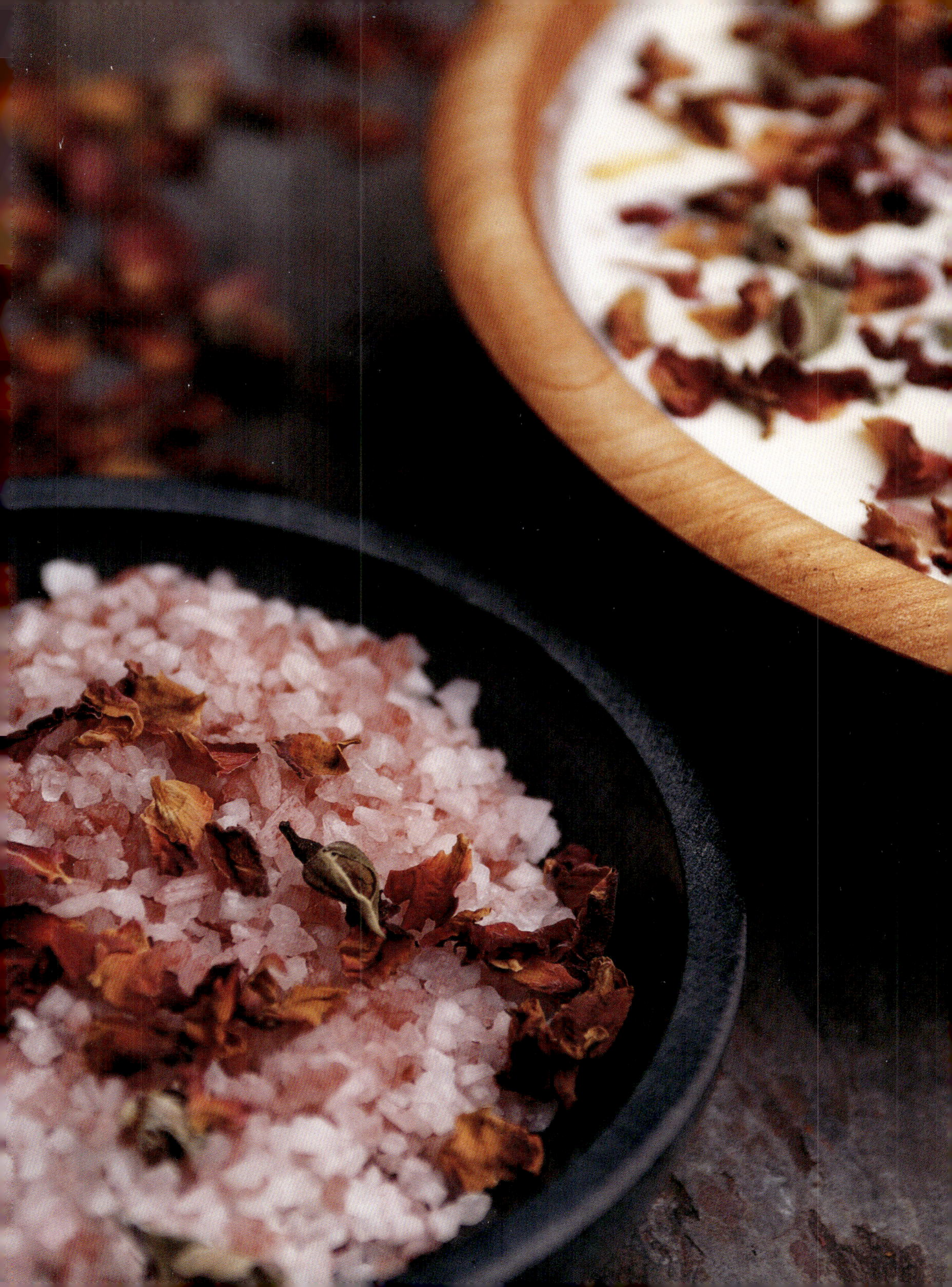

Nettoyage de la peau

Votre démaquillant

- Optez pour un démaquillant bio, doux, par exemple sans rinçage.
- Terminez votre démaquillage avec une eau florale de fleur d'oranger, d'hamamélis, ou de camomille.

Votre gommage

Faites un gommage une fois toutes les 2 à 3 semaines. Évitez les produits à grains durs, trop irritants. Mélangez par exemple une poudre de fruits secs (amande, coco) à une de vos huiles végétales fétiches.

Votre masque

Choisissez-le doux et hydratant, par exemple un masque à l'argile blanche ou rose imprégnée d'eau de rose ou de camomille.

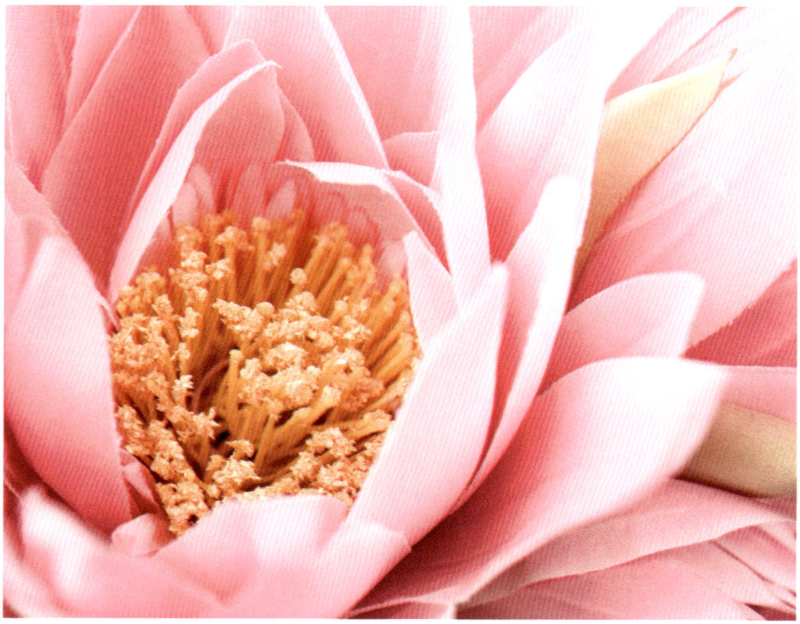

La recette de beauté bio de Sylvie : le gommage très amical à la rose

Certaines plantes et ingrédients naturels méritent bien d'être qualifiés de « meilleurs amis de la peau » en raison de leurs exceptionnelles propriétés cosmétiques. Cette recette de gommage pour nettoyer les peaux sensibles réunit à elle seule cinq des plus fameux ingrédients : rose, avoine, lait, amande et bois de rose !

Ingrédients pour un pot :

- 2 cuillères à café de pétales de rose séchés ;
- 4 cuillères à soupe de flocons d'avoine ;
- 4 cuillères à soupe de lait en poudre (ou de lait de coco en poudre) ;
- 4 cuillères à soupe de poudre d'amande ;
- huile végétale (amande douce par exemple) ;
- 10 gouttes d'huile essentielle de bois de rose ou de lavande fine, pour parfumer (facultatif).

Préparation :

Mixez les pétales de rose séchés avec les flocons d'avoine pour obtenir une poudre granuleuse.

Versez cette poudre dans un bocal d'environ ½ litre. Ajoutez le lait en poudre et la poudre d'amande.

Versez éventuellement une dizaine de gouttes d'huile essentielle de bois de rose ou de lavande.

Refermez le bocal et agitez énergiquement.

Transvasez dans un pot plus petit pour le stockage.

Cette poudre gommante se conserve à température ambiante. Au moment de l'emploi, prélevez-en 1 cuillère à soupe rase dans une coupelle et versez dessus la quantité suffisante d'huile d'amande douce pour obtenir une pâte ayant la consistance d'un miel épais.

Apposez sur le visage et procédez au gommage. Rincez à l'eau tiède puis appliquez une lotion tonique (eau de rose).

Pour un effet « masque », on peut laisser poser la préparation quelques minutes avant de procéder au gommage.

La recette de beauté bio de Sylvie : le masque douceur aloès-amande

Ce masque, à la fois nettoyant, hydratant et nourrissant, redonne tonus et douceur à la peau.

Ingrédients pour un masque :

- 1 cuillère à café de gel d'aloès ;
- 1 cuillère à café de poudre d'amande ;
- 1 cuillère à café d'huile nourrissante au choix (amande douce, olive, jojoba…) ;
- 3 gouttes d'huile essentielle au choix : lavande fine ou lavandin pour purifier, ylang-ylang, petit grain ou géranium pour tonifier…

Préparation :

Mélangez les ingrédients pour obtenir une pâte compacte.

Appliquez sur le visage en couche épaisse et laissez poser 10 à 15 minutes.

Éliminez le masque en effectuant un gommage circulaire, puis rincez à l'eau claire.

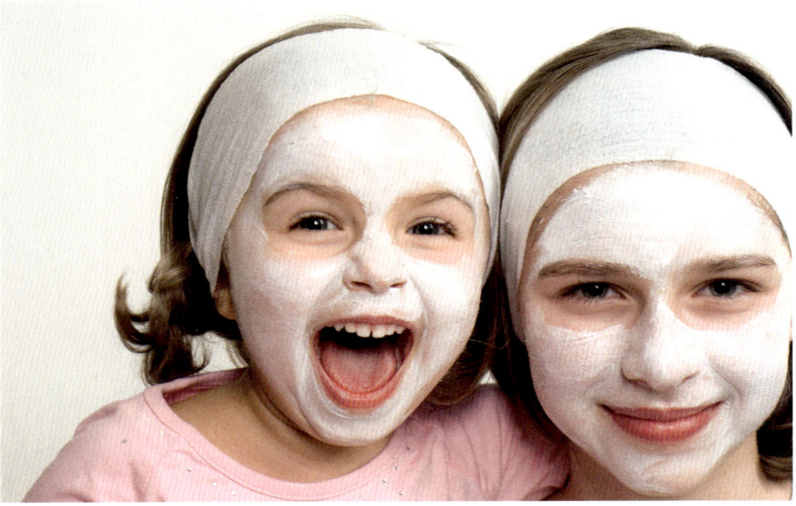

Soins de jour et de nuit

Les peaux normales à sensibles ont besoin d'être parfaitement hydratées. En effet, lorsque la peau se déshydrate, la barrière cutanée se fragilise et elle devient plus perméable au passage de substances potentiellement irritantes, comme la pollution si vous vivez en ville.

Si vous habitez près de la mer ou en montagne, l'air oxygène votre teint, mais le froid et le vent dessèchent beaucoup la peau qui a donc besoin d'une crème nourrissante bio pour être protégée et pour renforcer les capillaires fragiles. Selon la saison, vous aurez également besoin d'un écran solaire.

Vos soins de jour

- Utilisez une crème hydratante et protectrice bio contenant surtout des agents hydratants et nourrissants : huiles végétales, beurres, glycérine, et le minimum de substances potentiellement irritantes (conservateurs, huiles essentielles).

Vos soins de nuit

- Appliquez un gel d'aloe vera ou de silice avec un sérum apaisant.
- De temps à autres, laissez reposer votre peau pour qu'elle optimise son élimination de toxines : après nettoyage de la peau, effectuez juste un massage doux avec une de vos huiles végétales fétiches.

Astuce

Pour apaiser votre peau sensible, mélangez 3 cl d'huile de jojoba, 3 gouttes d'huile essentielle de camomille et 3 gouttes d'huile essentielle de néroli. Appliquez sur la peau humide.

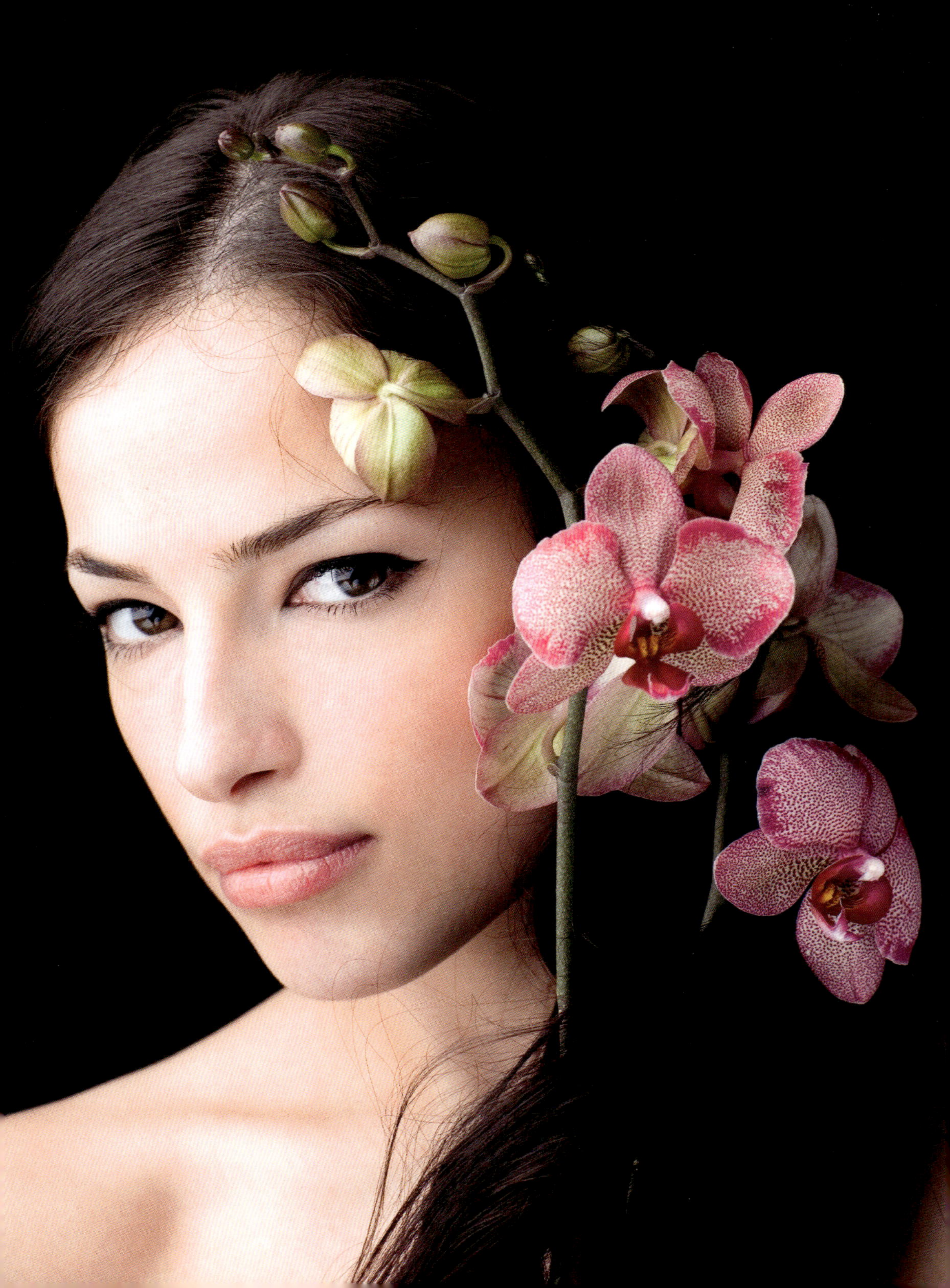

Peaux sèches

Vous avez une peau à tendance sèche, elle se caractérise par une fragilité de la couche superficielle, c'est-à-dire de la couche cornée qui est la première barrière face aux agressions extérieures. Le froid, la sécheresse de l'air, l'eau calcaire et chaude ainsi que les produits décapants la fragilisent. Elle à tendance à s'affiner, à s'irriter et à desquamer. Elle est souvent marquée par de fines ridules.

Il faut donc lui apporter à la fois du confort et des principes actifs antirides.

Nos conseils

- Évitez les produits alcoolisés. Choisissez des cosmétiques bio.
- Protégez-vous du soleil car c'est un facteur oxydant qui favorise le vieillissement prématuré de votre peau.
- Évitez les milieux climatisés et les pièces surchauffées.
- Buvez quotidiennement 1,5 l d'eau filtrée et peu minéralisée.
- Ne négligez pas les antioxydants dans votre alimentation. On les trouve dans les choux, les kiwis, les algues, les brocolis, les pommes rouges bio, le pollen frais et le jus d'orge.
- Profitez pleinement des vitamines et oligoéléments de la spiruline (algue d'eau douce). Les algues, très riches en béta-carotènes agissent directement sur l'éclat de votre peau.
- Consommez des acides gras essentiels : des poissons gras (hareng, sardine, saumon, truite...), des huiles telles que germe de blé, bourrache, colza, noix, olive...
- Vous n'avez pas beaucoup de temps à consacrer à vos soins et à votre alimentation ? Prenez une cuillère à soupe d'huile de lin chaque jour, ou des compléments à base de levure alimentaire.

Astuce

En cas de dartre, appliquez 2 gouttes d'huile essentielle de citron toutes les heures jusqu'à disparition des rougeurs. Attention, cette huile est photosensibilisante, il faudra donc vous protéger du soleil.

Vos huiles végétales fétiches

- Pour nourrir en profondeur, assouplir : argan, onagre, beurres de karité et de mangue.
- Pour lutter contre le vieillissement cutané et raffermir la peau : bourrache, germe de blé.
- En cas de desquamation : avocat et bourrache.

Vos huiles essentielles fétiches

- Pour stimuler votre peau et prévenir les rides : bois de rose, carotte.
- Pour désinfecter et régénérer : géranium rosat, ylang-ylang.

Nettoyage de la peau

Votre masque

Après avoir enlevé les cellules mortes et affiné le grain de votre peau, celle-ci est enfin prête à recevoir de nouveaux principes actifs. Appliquez un masque nourrissant que vous pourrez laisser agir comme une crème de jour ou de nuit, en retirant simplement l'excédent.

Votre gommage

De préférence en crème, appliquez-le toutes les 2 ou 3 semaines en couche fine, et massez délicatement en mouvements circulaires. Rincez puis appliquez votre eau florale.

Votre démaquillant

- Utilisez un lait démaquillant bio riche qui apportera du confort à votre peau et la débarrassera des impuretés et du maquillage de la journée. Évitez les démaquillants à l'eau.
- Appliquez ensuite une eau florale à la rose ou à la fleur d'oranger pour parfaire votre démaquillage.

La recette de beauté bio de Sylvie : l'émulsion démaquillante peau mature

Voici une recette de démaquillant que Sylvie a créée pour sa belle-mère (en adaptant une recette destinée à ses filles…), qui l'a tellement appréciée, qu'elle lui en a redemandé !

Cette émulsion nettoie parfaitement la peau et élimine le maquillage. Grâce à ses propriétés hydratantes, elle laisse la peau toute douce.

Ingrédients pour un flacon :

- 4 cuillères à soupe de gel d'aloès en tube (magasins bio) ;
- 2 cuillères à soupe d'huile d'amande douce (ou, pour une version de luxe, une huile riche au choix : onagre, argan, bourrache, jojoba, rosier…) ;
- 1 cuillère à soupe d'eau de rose ;
- 5 gouttes d'huile essentielle de lavande fine ;
- 5 gouttes d'huile essentielle de petit grain.

Préparation :

Dans un bol, mélangez, à l'aide d'un petit fouet, le gel d'aloès et l'eau florale ; puis incorporez l'huile végétale et ajoutez les huiles essentielles. Versez dans un flacon souple ou muni d'une pompe.

Employez comme un lait démaquillant. Ce démaquillant se conserve 2 à 3 mois à température ambiante (grâce aux deux huiles essentielles, c'est pourquoi il ne faut pas les omettre).

Cette émulsion n'étant pas très stable, elle peut former des gouttelettes en suspension : il faut donc l'agiter avant emploi.

La recette de beauté bio de Sylvie : l'huile de beauté à la rose

Les mois de mai et juin nous offrent généralement une profusion de roses au jardin. Il serait dommage de ne pas saisir l'occasion pour profiter de la douceur et des bienfaits de la reine des fleurs. C'est donc le moment de récolter des pétales de vos roses les plus parfumées et, si possible, les plus colorées (et non traitées, bien sûr) pour confectionner cette huile. Vous pourrez l'employer pour vos soins du visage (elle convient particulièrement aux peaux matures, fatiguées ou sensibles), mais également comme huile corporelle.

Ingrédients pour un flacon :

- 1 bonne poignée de pétales de rose ;
- 100 ml d'huile végétale au parfum neutre, de préférence bio (noisette, tournesol, pépins de raisin, amande douce...) ;
- 20 gouttes d'huile essentielle de géranium rosat ou bourbon (facultatif).

Préparation :

Laissez sécher les pétales 1 ou 2 jours, bien à plat sur un plateau, une petite clayette ou un linge (le macérat se conservera mieux ainsi). Placez-les ensuite dans un bocal bien propre pouvant contenir environ 200 ml. Recouvrez-les de l'huile végétale : les pétales doivent être denses mais pas tassés, et tous doivent être recouverts d'huile.

Fermez le bocal et laissez-le reposer pendant 2 à 3 semaines en l'exposant le plus souvent possible au soleil. Agitez de temps en temps.

Au bout de cette période, filtrez la macération à travers un linge ou un filtre à café (cela peut prendre un certain temps, l'huile étant visqueuse).

Ajoutez éventuellement l'huile essentielle de géranium, pour accentuer le parfum de rose et améliorer la conservation de l'huile.

Une fois filtré, le mélange se conserve à température ambiante, dans un flacon bien fermé, à l'abri de la lumière.

Si vous avez la peau sensible, vous pouvez mélanger les pétales de rose avec des capitules de camomille ou des pâquerettes, l'huile n'en sera que plus douce...

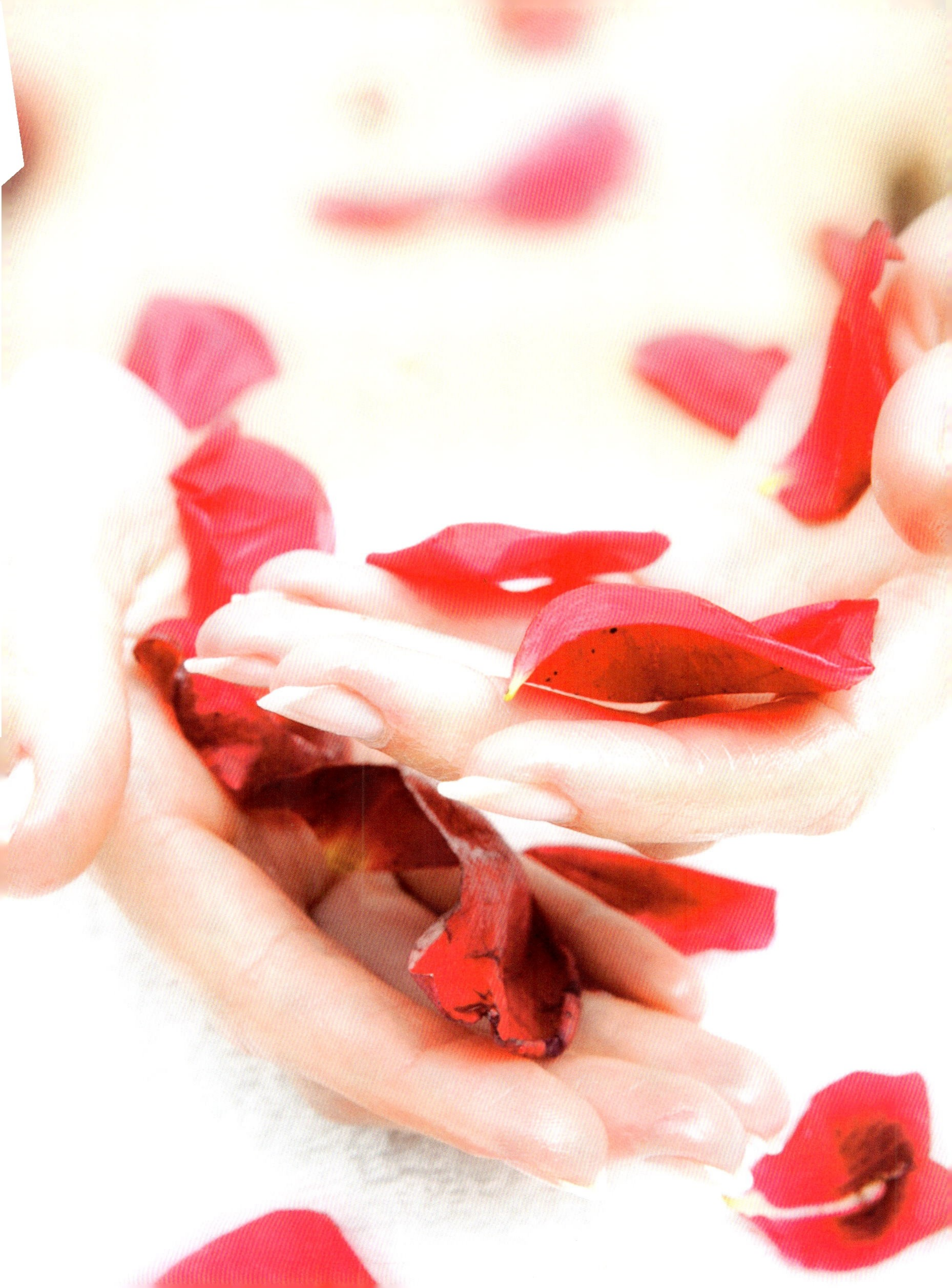

La recette de beauté bio de Sylvie : le masque aux fruits secs[4]

En hiver, lorsque la saison des fruits est passée, ou que le choix se restreint, n'oubliez pas les fruits secs qui ont gardé, voire concentré, bien des vertus des fruits frais mûris au soleil (teneur en sucres hydratants, en antioxydants protecteurs, en mucilages adoucissants…).

Attention, employez toujours des fruits secs bio, ou tout du moins garantis sans sulfites (anhydride sulfureux). En effet, il serait dommage que vous fassiez une réaction allergique!

Ingrédients pour un masque :

- 1 petite poignée de fruits secs (abricots, figues, dattes dénoyautées, raisins, cranberries…) ;
- 1 verre d'eau chaude ou de lait chaud.

Préparation :

Faites ramollir les fruits secs dans l'eau ou le lait chaud. Lorsqu'ils sont devenus bien mous, égouttez-les et passez-les au mixeur pour obtenir une pâte bien homogène.

Appliquez sur le visage et laissez poser 20 à 30 minutes.

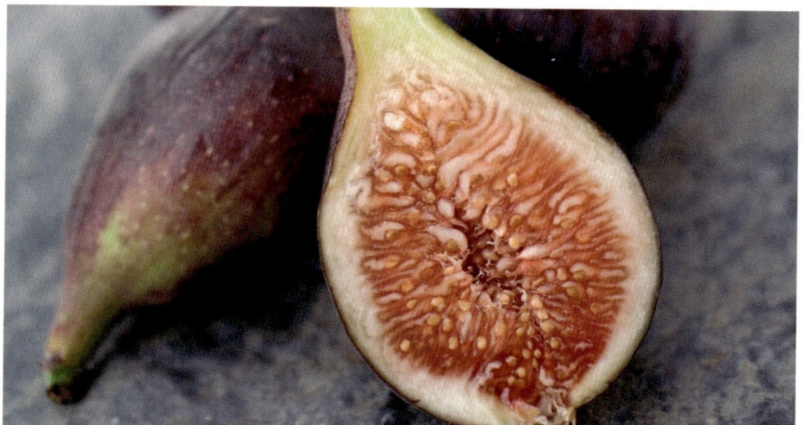

Soins de jour et de nuit

Lorsque votre peau est sèche, sa barrière cutanée se fragilise et elle devient plus perméable au passage de substances potentiellement irritantes, comme la pollution si vous vivez en ville.

Si vous habitez près de la mer ou en montagne, l'air oxygène votre teint, mais le froid et le vent dessèchent beaucoup la peau qui a donc besoin d'une crème hydratante et nourrissante bio pour être protégée et pour renforcer les capillaires fragiles. Selon la saison, vous aurez également besoin d'un écran solaire.

Vos soins de jour

- Hydratez, nourrissez et protégez votre peau. Appliquez par exemple un gel de silice ou une crème hydratante bio à base de glycérine, d'urée ou d'aloe vera pour préserver l'hydratation de votre peau. Laissez pénétrer puis appliquez une de vos huiles végétales fétiches.

Vos soins de nuit

- La nuit, votre peau va se réparer, se régénérer, il lui faut donc un sérum revitalisant très riche.

Astuce

Le soir, selon les besoins de votre peau, appliquez une de vos huiles végétales fétiches avec 2 gouttes d'huile essentielle au choix : palmarosa, bois de rose ou carotte.

Peaux mixtes

Votre peau est plutôt mixte, elle se caractérise par une zone médiane (front, nez et menton) plus grasse car il y a une sécrétion plus importante de sébum que sur le reste du visage, et notamment les joues.

Celles-ci sont d'ailleurs souvent déshydratées ou montrent parfois des signes de sécheresse, pouvant même aller jusqu'à desquamer. Fine, votre peau a une prédisposition à la couperose. Il faut réguler ses sécrétions de sébum tout en lui apportant du confort.

Astuce

Pour purifier votre teint, buvez chaque jour 1,5 l d'eau avec 2 cuillères à soupe d'hydrolat d'origan ou d'eucalyptus.

Vos huiles végétales fétiches

- Pour assainir la peau noisette : astringente.
- Pour nourrir sans laisser de film gras : noyau d'abricot, macadamia.
- Pour nourrir et assouplir la peau : beurres de karité et de mangue.
- Pour régénérer la peau : argan.

Vos huiles essentielles fétiches

- Pour assainir, apaiser et régénérer la peau : lavande fine, bois de rose, petit grain bigaradier, géranium rosat.
- Pour les parties les plus grasses : pamplemousse (mais jamais en période ensoleillée).

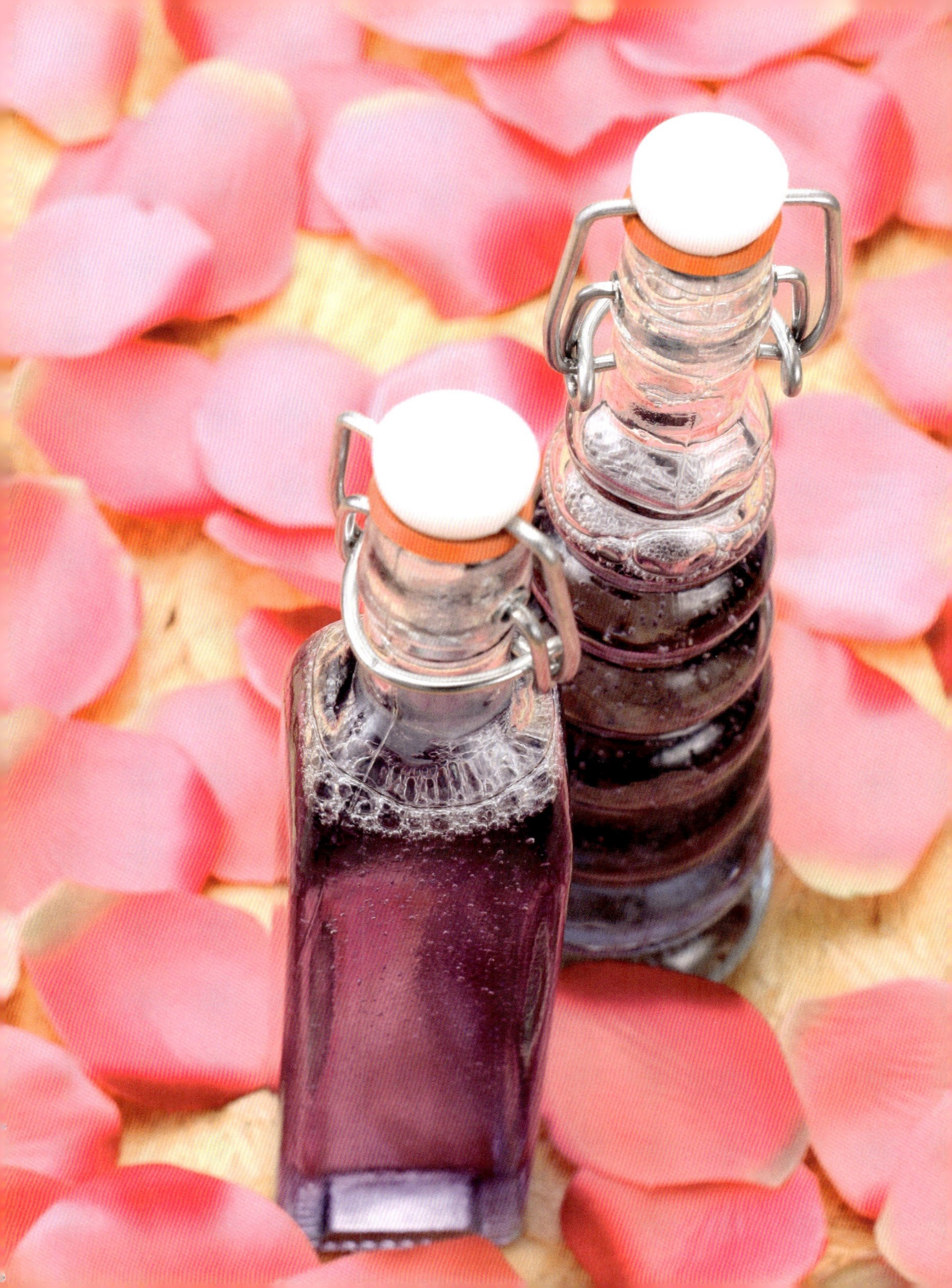

Nos conseils

- Évitez les produits décapants et alcoolisés. Choisissez des cosmétiques bio.
- Prenez soin de votre peau avec régularité et persévérance !
- Faites régulièrement des cures de détox, cela se verra sur votre peau. Essayez par exemple le jus de bouleau qui est un puissant revitalisant, déminéralisant et détoxifiant. Il épure l'organisme de ses toxines humorales et cellulaires.
- Mangez des aliments riches en zinc : huître, pissenlit, noix, amande, œuf, poisson, foie de veau... Intéressant contre l'acné, le zinc stimule l'immunité et favorise la cicatrisation.
- Consommez de la levure de bière et du germe de blé, qui contribuent à équilibrer le fonctionnement de la peau.
- Mangez des fruits et légumes jaunes et oranges, et des légumes verts à feuilles (chou), riches en vitamine A qui réduit la production excessive de sébum.
- Si vous avez tendance aux boutons sur les parties grasses, essayez de réduire votre consommation de lait de vache et de produits laitiers, qui peut en être la cause.

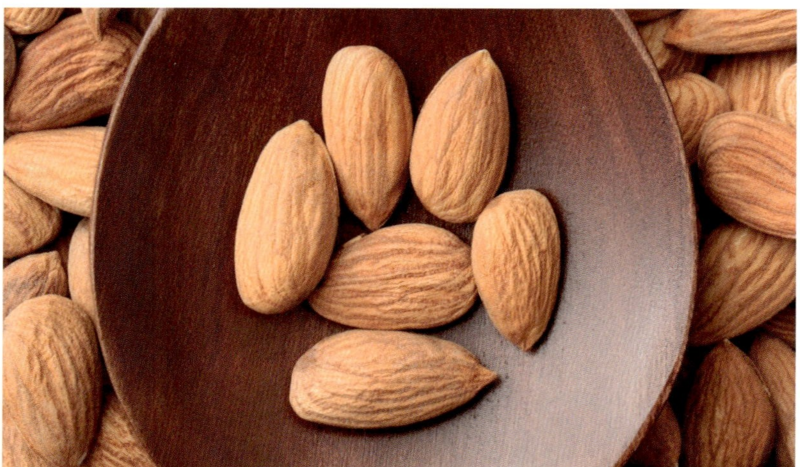

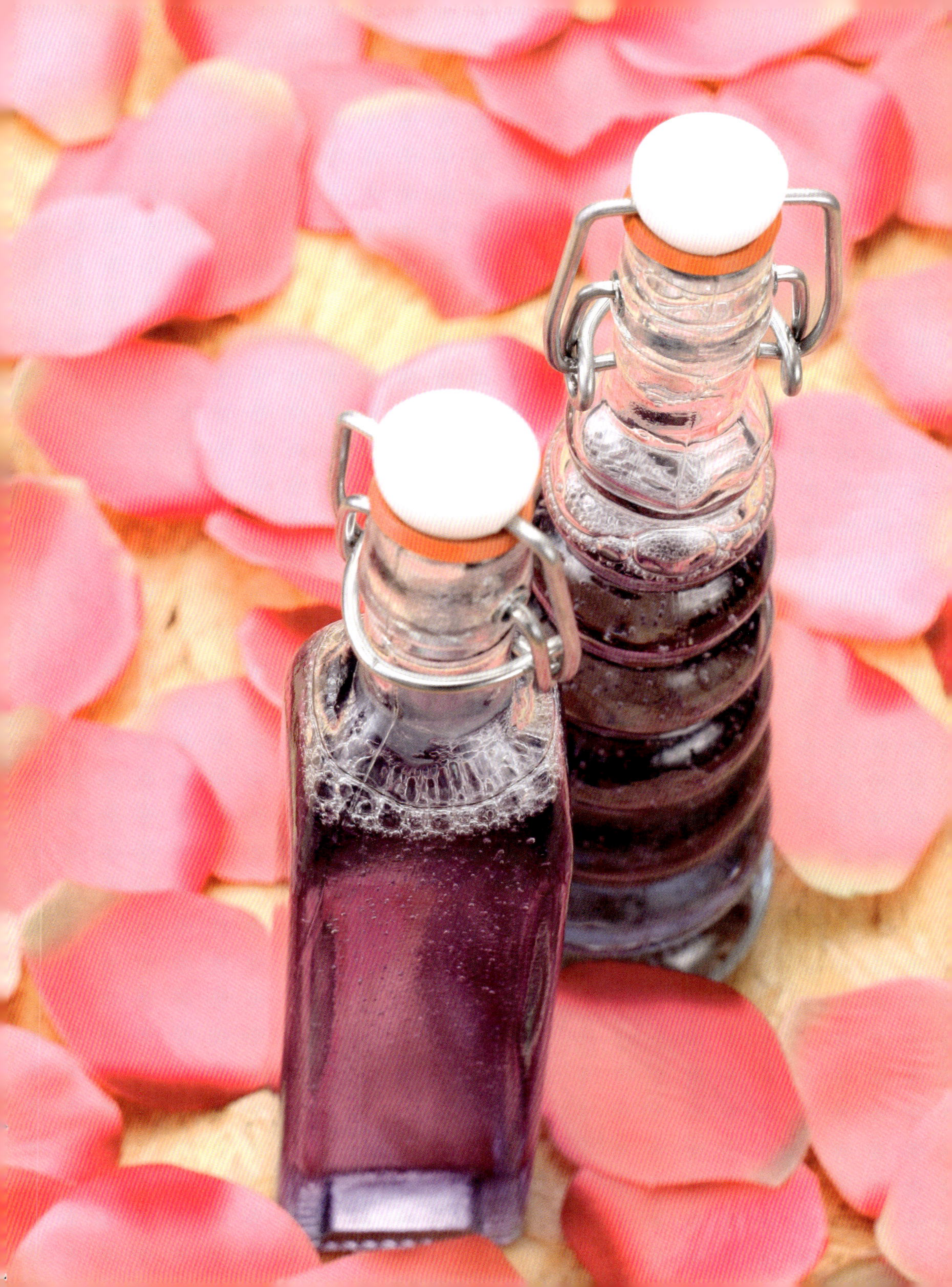

Nos conseils

- Évitez les produits décapants et alcoolisés. Choisissez des cosmétiques bio.
- Prenez soin de votre peau avec régularité et persévérance !
- Faites régulièrement des cures de détox, cela se verra sur votre peau. Essayez par exemple le jus de bouleau qui est un puissant revitalisant, déminéralisant et détoxifiant. Il épure l'organisme de ses toxines humorales et cellulaires.
- Mangez des aliments riches en zinc : huître, pissenlit, noix, amande, œuf, poisson, foie de veau... Intéressant contre l'acné, le zinc stimule l'immunité et favorise la cicatrisation.
- Consommez de la levure de bière et du germe de blé, qui contribuent à équilibrer le fonctionnement de la peau.
- Mangez des fruits et légumes jaunes et oranges, et des légumes verts à feuilles (chou), riches en vitamine A qui réduit la production excessive de sébum.
- Si vous avez tendance aux boutons sur les parties grasses, essayez de réduire votre consommation de lait de vache et de produits laitiers, qui peut en être la cause.

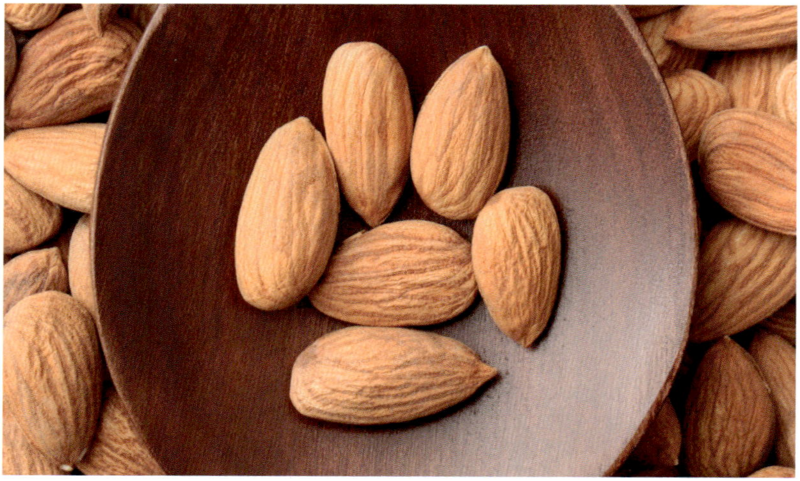

Nettoyage de la peau

Votre démaquillant

- Alternez un lait doux et un gel nettoyant bio.
- Appliquez une eau florale à base d'eucalyptus, d'oranger ou de lavande, ou bien de l'eau de rose, le produit préféré des peaux mixtes.

Votre gommage

Alternez les produits à grains doux et les gommages crème tous les 15 jours.

Votre masque

Traitez chaque zone séparément :

- sur la zone T, plus grasse : préparez un masque à l'argile blanche ;
- sur les joues et le cou, appliquez un masque nourrissant et hydratant.

Laissez agir les deux masques pendant ¼ d'heure, rincez puis appliquez votre eau florale.

> **Elles le vivent**
>
> Magali : « Pour nettoyer ma peau en profondeur, je fais de temps en temps des séances de hammam. »

Soins de jour et de nuit

Évitez que votre peau ne se dessèche, car alors la barrière cutanée se fragilise et la peau devient plus perméable au passage de substances potentiellement irritantes, comme la pollution si vous vivez en ville.

Si vous habitez près de la mer ou en montagne, l'air oxygène votre teint, mais le froid et le vent dessèchent beaucoup la peau qui a donc besoin d'une crème

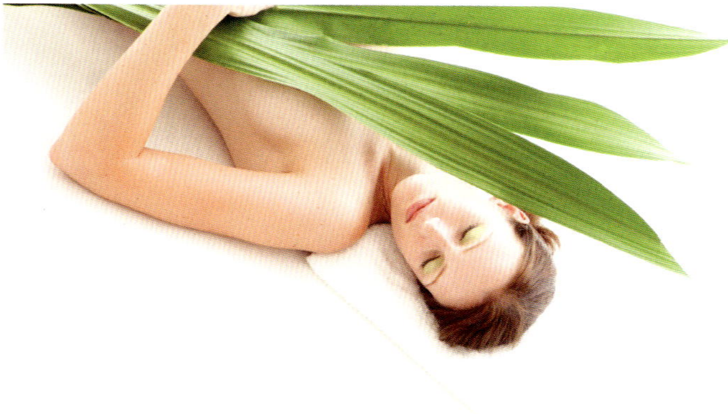

hydratante et nourrissante bio pour être protégée. Selon la saison, vous aurez également besoin d'un écran solaire.

Vos soins de jour

- Votre peau a à la fois besoin d'une texture fluide régulatrice mais aussi d'une crème hydratante bio, surtout pour les activités extérieures.
- Appliquez le soin spécifique sous un soin hydratant, ou alternez.

Vos soins de nuit

- Un gel d'aloe vera ou de silice est suffisant. Le gel d'aloe vera est le produit idéal des peaux mixtes : purifiant, légèrement exfoliant, mais également très hydratant. Vous pouvez le diluer à 50 % dans une huile végétale pour éviter les sensations de tiraillement.

Astuce

De temps à autres, laissez reposer votre peau sans appliquer de soin pendant quelques nuits afin qu'elle optimise son élimination de toxines, ou effectuez juste un massage doux avec une de vos huiles végétales fétiches.

La recette de beauté bio de Sylvie : le savon en poudre pour le visage

Originale, cette poudre vous servira à vous nettoyer le visage comme avec un savon, tout en effectuant un très léger gommage. Elle utilise deux grands classiques de la beauté naturelle : l'amande et l'iris.

Ingrédients pour un pot :

- 4 cuillères à soupe de poudre d'amande ;
- 1 cuillère à soupe de poudre d'iris (en herboristerie).

Préparation :

Mixez la poudre d'amande en farine fine. Ajoutez la poudre d'iris et mélangez bien. Versez dans un petit pot muni d'un couvercle et conservez à température ambiante.

Au moment de l'emploi, prélevez un peu de poudre dans une coupelle ou dans le creux de la main, et humectez-la avec de l'eau ou de l'eau de rose. Utilisez la pâte obtenue comme un savon, pour nettoyer le visage.

Les herboristeries sont rares. Si vous ne trouvez pas de poudre d'iris (si utile et si agréablement parfumée à la violette !), vous pouvez la préparer vous-même. Au printemps, récupérez un beau rhizome d'iris germanique. Nettoyez-le bien, en enlevant toute trace de terre. Coupez-le en dés que vous faites ensuite sécher, de préférence au soleil. Lorsque les dés sont bien secs, mixez pour les réduire en farine et conservez la poudre obtenue dans un pot hermétique.

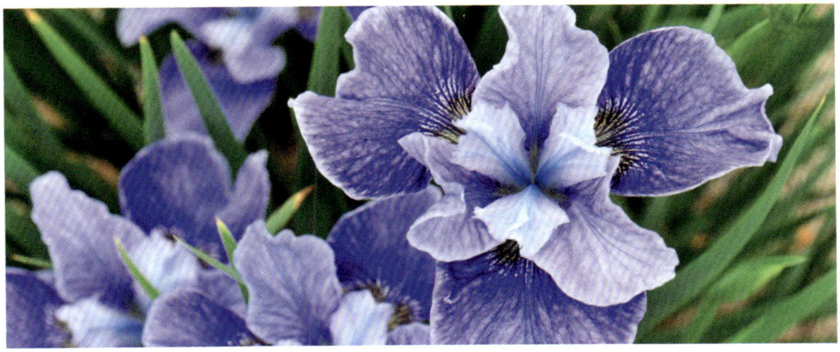

Zoom sur l'aloe vera (aloès), la plante de l'immortalité

Cactacée originaire d'Afrique du Nord, l'aloe barbadensis est une des plantes médicinales les plus connues depuis l'Antiquité.

C'est une mine d'actifs naturels : stéroïdes végétaux, acides aminés, vitamines, minéraux, dont certains ne peuvent être fabriqués par l'organisme humain alors qu'ils lui sont pourtant indispensables.

Non seulement, l'aloe vera stimule les défenses immunitaires, mais il est aussi antiseptique, antibiotique, bactéricide, fongicide, anti-inflammatoire, hydratant, analgésique et puissamment cicatrisant.

Comment et pourquoi l'utiliser ?

- En jus : contre les ulcères d'estomac, la fatigue, certaines maladies auto-immunes, la constipation, les troubles digestifs, les problèmes circulatoires, l'herpès, ou tout simplement pour éliminer les toxines.
- En teinture : pour stimuler l'appétit.
- En gélules : pour traiter certaines allergies respiratoires ou cutanées, pour prendre soin des cheveux ou de la peau.
- En gel : contre les brûlures légères, les coups de soleil, les coupures, les verrues, les varices, les hémorroïdes, l'arthrite rhumatoïde, les dermatoses (prurit, eczéma...), et pour hydrater la peau.
- En macérat huileux (huile d'aloès) : contre les irritations et pour tous les soins cosmétiques (tous types de peaux, même acnéiques ou sensibles).

Cultivez votre aloe vera

Si l'aloe vera pousse de manière spontanée dans le sud de l'Europe, il s'acclimate aux régions moins ensoleillées et supporte la vie en pot. Dans votre jardin ou sur votre balcon, plantez cette plante miraculeuse dans un sol bien drainé, de préférence sablonneux. Bien que ce soit une plante adaptée aux climats secs, il a besoin d'être arrosé régulièrement, mais sans excès.

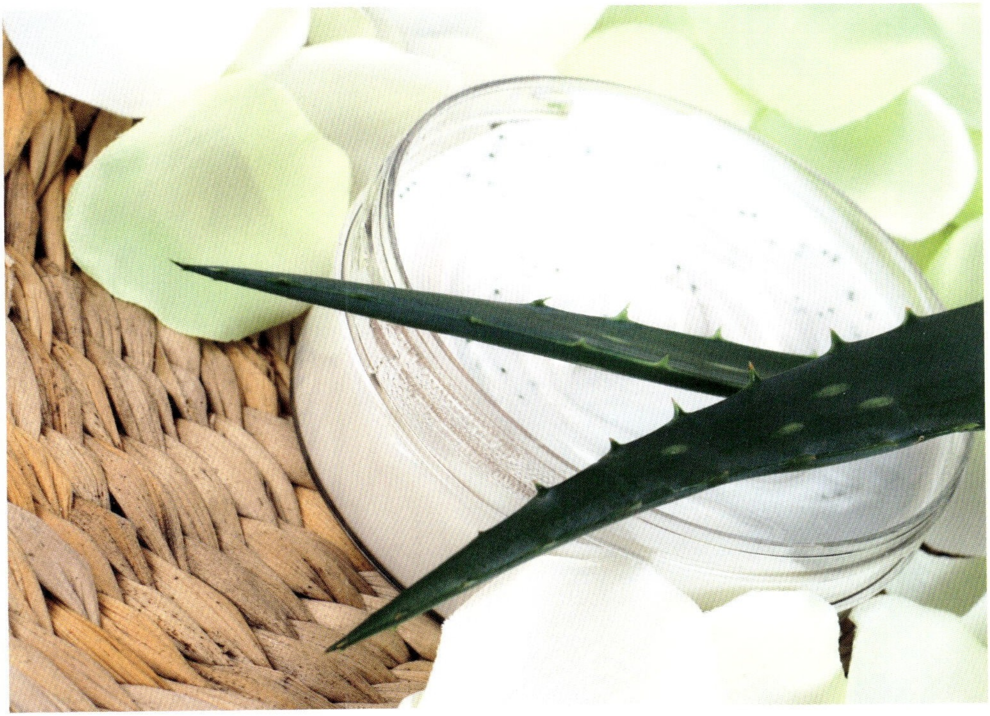

La recette de beauté bio de Sylvie : l'émulsion hydratante express à l'aloès

Voici une crème pour le visage simple à préparer, économique et efficace !

Ingrédients pour une application :

- 1 noisette de gel d'aloès (de préférence forme cosmétique en tube) ;
- la même quantité d'une huile végétale au choix (argan, amande, abricot, sésame...).

Préparation :

Mélangez simplement les ingrédients dans le creux de la main.

Appliquez immédiatement sur le visage (matin et/ou soir).

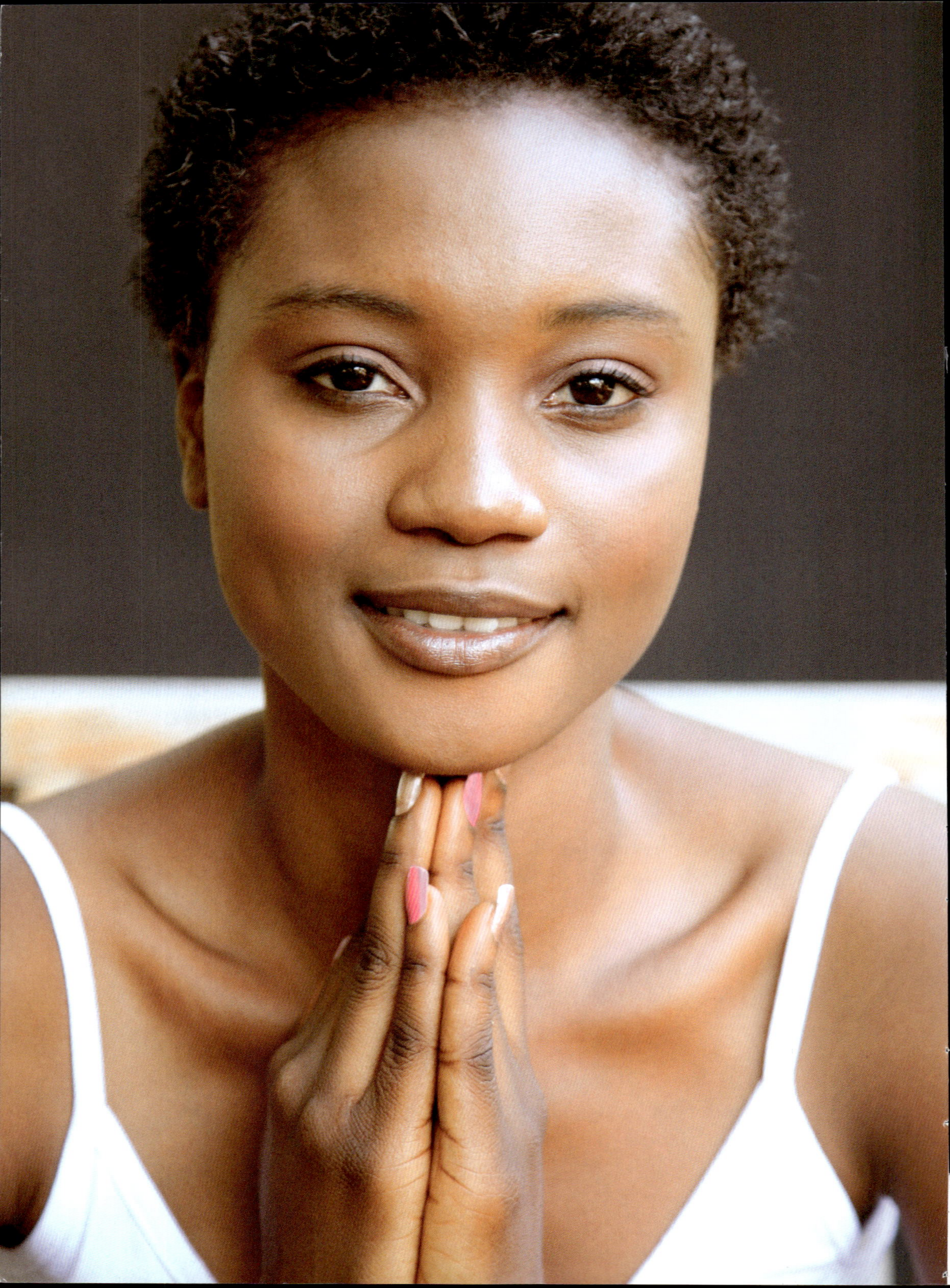

Peaux grasses

Vous avez une peau à tendance grasse, elle se caractérise par un excès de sébum sur l'ensemble du visage, ce qui lui donne un aspect luisant et terne. Votre grain de peau est plutôt épais, avec des pores dilatés. L'hyperkératinisation aboutit à la formation de comédons et de microkystes.

Astuce

Buvez quotidiennement 1,5 l d'eau avec 2 cuillères à soupe d'hydrolat d'origan ou d'eucalyptus.

Vos huiles végétales fétiches

- Pour assainir : noisette.
- Pour nourrir sans laisser de film gras : jojoba, macadamia, noyaux d'abricot.
- Pour nourrir et assouplir : beurre de karité.

Vos huiles essentielles fétiches

- Pour désinfecter et assainir : tea tree, ravensare aromatique, lavande fine, pamplemousse (sauf en période ensoleillée) et patchouli.

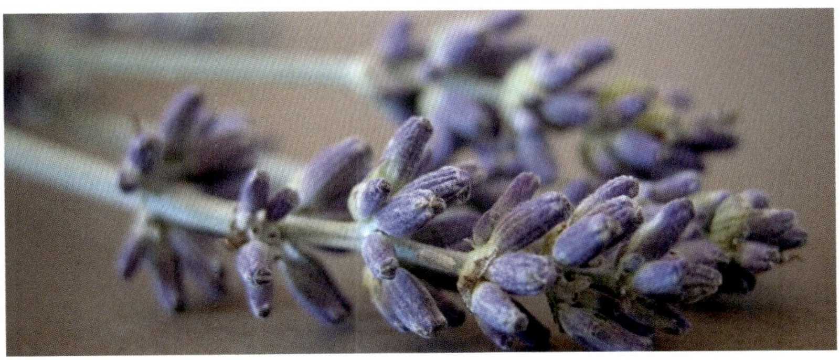

Nos conseils

- Évitez d'utiliser des cosmétiques alcoolisés ou trop astringents, comme les savons et les gommages à grains durs, qui aggravent la sécrétion de sébum par simple réaction de défense de la peau. Préférez les cosmétiques bio.
- Maquillage : optez pour une simple poudre libre ou bronzante qui n'obstrue pas les pores.
- Ne touchez pas vos boutons, car vous retardez leur cicatrisation et risquez la prolifération bactérienne. Pour aider votre peau à cicatriser et calmer l'irritation, appliquez régulièrement un gel d'aloe vera.
- Protégez-vous du soleil : il améliore certes l'acné momentanément en asséchant les boutons, mais il entraîne un redoublement de poussée au retour de vos vacances !
- Faites régulièrement des cures de détox pour épurer l'organisme de ses toxines. Essayez par exemple le jus de bouleau, l'extrait de pépins de pamplemousse, la pensée sauvage ou la bardane, qui sont de puissants dépuratifs. Ne vous découragez pas, ces cures font souvent « sortir » les boutons au début, mais tout s'arrange ensuite !
- Consommez des aliments riches en zinc : huître, pissenlit, noix, amande, foie de veau, œuf, poisson... Intéressant contre l'acné, le zinc stimule l'immunité et favorise la cicatrisation. Une cure de zinc en complément permet de venir à bout de 50 % des acnés.
- Attention à la consommation excessive de produits gras (surtout les mauvaises graisses : pâtisseries industrielles, biscuits et barres chocolatées, charcuteries...), de lait et produits dérivés.
- Buvez régulièrement des jus d'agrumes : 1 citron par jour est recommandé, mais seulement si votre estomac est d'accord !
- Si votre acné s'accompagne de troubles du cycle (cycle long, irrégulier, règles douloureuses, syndrome prémenstruel : seins et ventre douloureux, prise de poids avant les règles), faites une cure d'huile d'onagre pendant 3 mois (2 gélules par jour). Vous devriez ressentir une amélioration générale.

Nettoyage de la peau

Votre démaquillant

- Utilisez une texture légère, mousse ou gel, sans parfum et bio, ou encore du savon d'Alep, mais pas plus de 2 à 3 fois par semaine.
- Pour parfaire votre nettoyage de peau, appliquez une eau florale à l'eucalyptus et au tea trea, à l'hamamélis ou à la lavande.

Votre gommage

Faites régulièrement un gommage doux, et de temps en temps.

Astuce

Confectionnez votre gommage express : ajoutez du sel fin à une de vos huiles végétales fétiches, puis massez votre visage.

Votre masque

- Préparez un masque à l'argile verte et laissez poser 20 minutes. Alternez tous les 15 jours avec un masque hydratant ou régulateur. Rincez puis appliquez votre eau florale.
- Allez parfois au hammam pour nettoyer votre peau en profondeur.

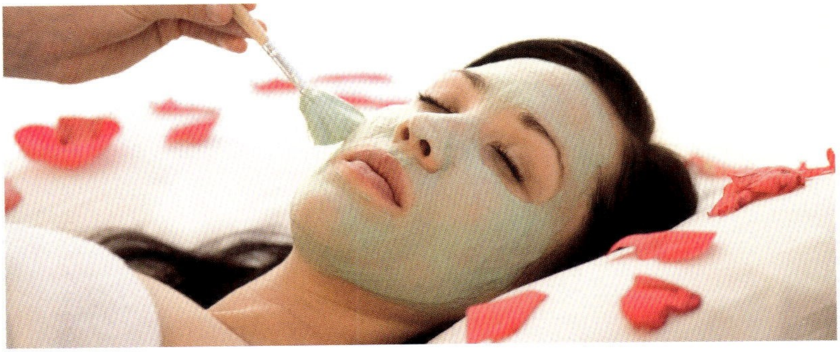

Zoom sur le savon d'Alep

Trésor de votre salle de bain, le savon d'Alep s'utilise de la tête aux pieds en passant par les cheveux et même pour la toilette intime.

Originaire de la ville d'Alep en Syrie, il est à la base de tous les savons durs créés à travers le monde. Sa composition, inchangée depuis des siècles, a fait sa réputation. Fabriqué à partir d'huile d'olive et de laurier, il est exposé à l'air durant sept mois. Il durcit et obtient une couleur brun tirant sur le vert qui a tendance à marquer un peu le bord des baignoires... mais c'est bien là le seul point négatif !

Ses vertus curatives, antiseptiques et cicatrisantes maternent les peaux sèches et très sensibles. Qualifié de savon « surgras », il lave, hydrate et nourrit le corps sans le dessécher ni l'irriter. Conseillé par les dermatologues, il agit en complément des traitements et constitue une prévention efficace contre le psoriasis, l'eczéma, l'acné ou encore les mycoses. Il sert également de mousse à raser et de masque de soin pour le visage. En utilisation quotidienne, il exfolie et laisse une peau lisse et douce.

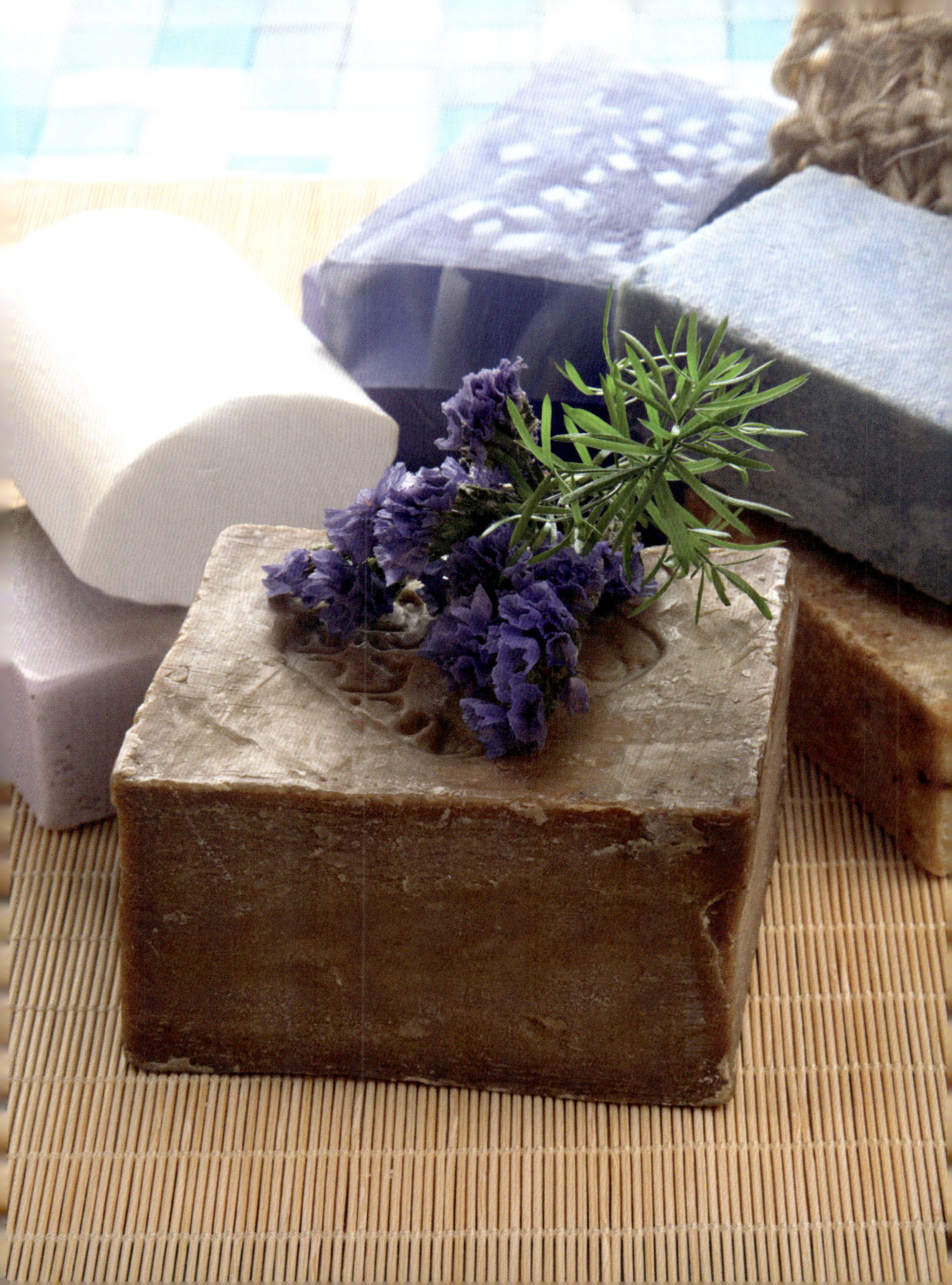

La recette de beauté bio de Sylvie : le cataplasme argileux contre l'acné

Voici une recette de cataplasme à l'argile à faire à la maison : elle traitera l'acné des ados et des adultes !

L'argile est un des actifs naturels les plus utiles aux peaux jeunes et acnéiques : elle absorbe les bactéries et les impuretés, revitalise la peau, resserre les pores et favorise la cicatrisation des lésions. Ainsi, il est généralement recommandé aux personnes sujettes aux boutons de faire chaque semaine un masque à l'argile (notamment argile verte). Toutefois, si ce rythme hebdomadaire est dépassé, il y a un risque de desséchement de la peau. La recette suivante permet de profiter au quotidien des bienfaits de l'argile sans courir ce risque.

Ingrédients pour un pot :

- 1 cuillère à café d'argile verte ou blanche en pâte (toute prête ou à préparer au préalable en humectant l'argile en poudre avec de l'eau minérale, ou mieux, de l'eau de rose) ;
- 1 cuillère à café de gel d'aloès en tube (magasins bio) ;
- 6 gouttes d'huile essentielle de tea tree, ravensare, laurier noble, lavandin ou lavande fine.

Préparation :

Dans une coupelle, mélangez l'argile et le gel d'aloès, puis incorporez l'huile essentielle. Placez dans un petit pot avec couvercle (le mélange se conserve à température ambiante pendant 1 à 2 semaines).

Le soir, appliquez une petite touche de ce mélange sur chaque bouton, laissez sécher et gardez toute la nuit.

Vous pouvez remplacer la moitié ou la totalité de l'huile essentielle par de l'extrait de pépins de pamplemousse en solution (magasins bio), considéré comme un véritable « antibiotique naturel ». Vous pouvez également ajouter 2 à 3 gouttes d'extrait huileux de propolis (magasins bio, magasins d'apiculteurs).

Cette recette convient également au traitement des lésions d'herpès (boutons de fièvre, herpès labial), mais seulement si vous employez l'huile essentielle de ravensare, tea tree, ou laurier noble.

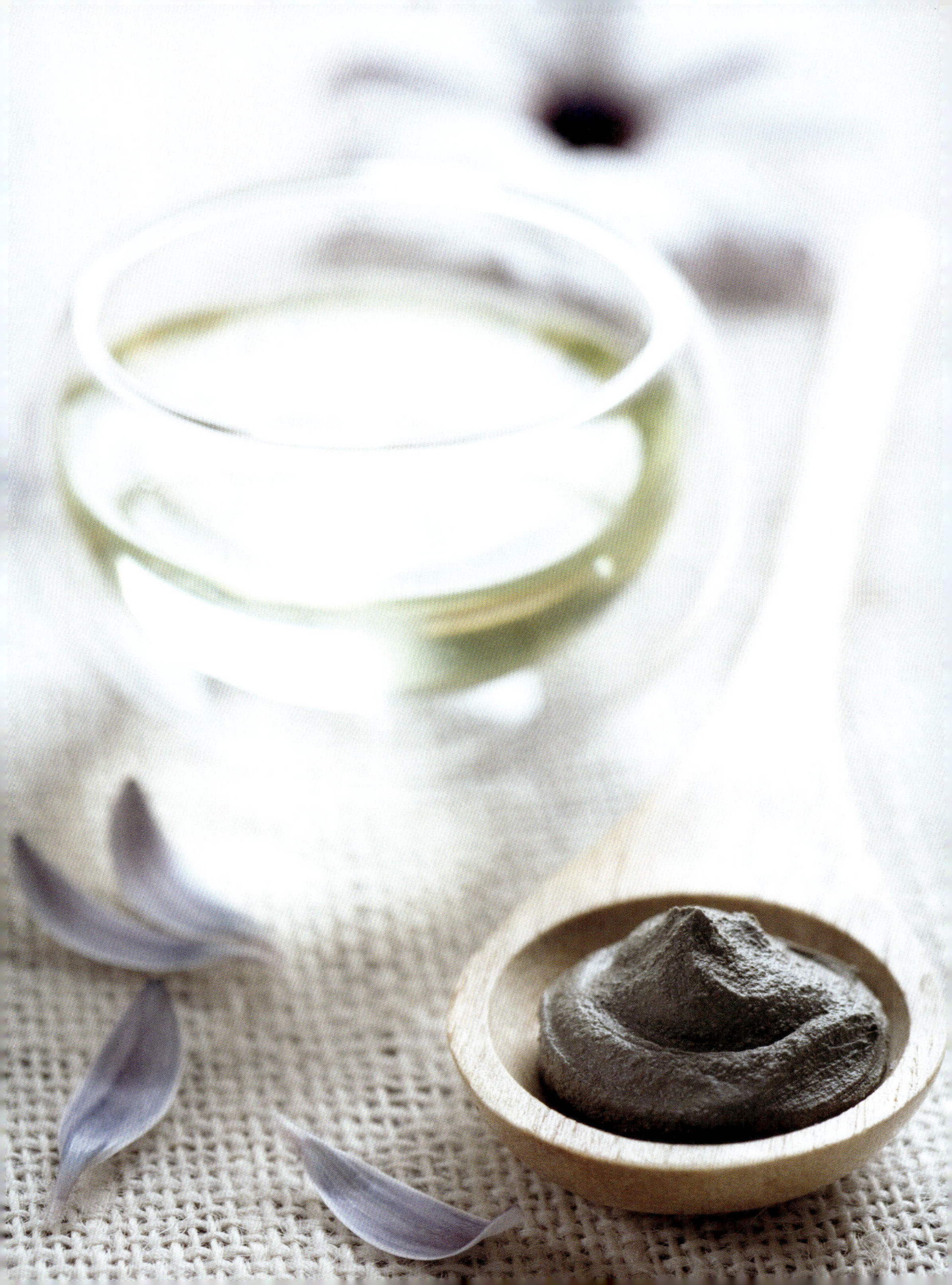

Soins de jour et de nuit

Même si vous avez la peau grasse, évitez que votre peau ne se dessèche, car alors la barrière cutanée se fragilise et la peau devient plus perméable au passage de substances potentiellement irritantes, comme la pollution si vous vivez en ville.

Si vous habitez près de la mer ou en montagne, l'air oxygène votre teint, mais le froid et le vent dessèchent beaucoup la peau qui a donc besoin d'être hydratée pour être protégée. Selon la saison, vous aurez également besoin d'un écran solaire.

Vos soins de jour

- Votre peau a besoin d'un soin bio spécifique « peau grasse » assainissant, régulateur et protecteur, de préférence dans une texture fluide.

Vos soins de nuit

- Optez pour un sérum ou un gel d'aloe vera ou de silice, qui facilitera la cicatrisation.

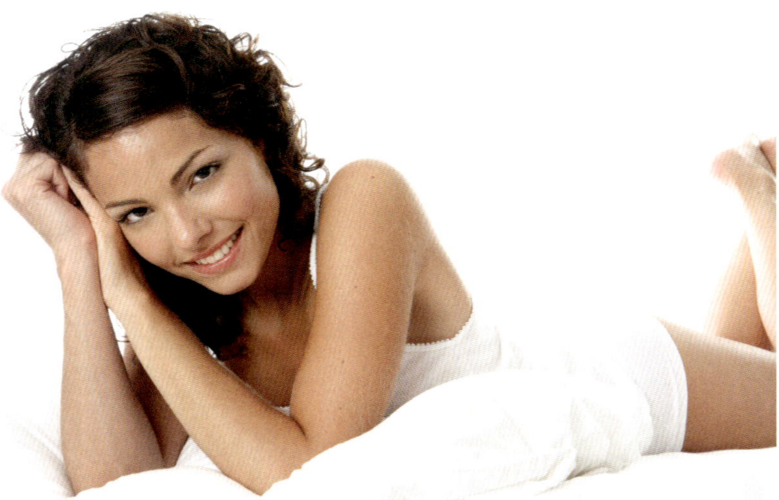

Problèmes de peau spécifiques

Peau inconfortable, tiraillements

Votre peau a un grand besoin de douceur…

Pour une peau confortable

- Appliquez un gel de silice ou d'aloe vera que vous pouvez mélanger à une huile végétale de rose musquée, d'argousier, d'argan, d'abricot, ou de sésame.
- Faites un masque de pulpe de concombre, de pêche, de melon ou de gel de silice en couche épaisse, laissez poser un ¼ d'heure.
- Désaltérez-vous !

Pour prévenir les tiraillements

- Préférez les cosmétiques bio qui ne doivent pas être rincés, et les textures confortables.
- Utilisez des soins antirides bio pour lutter contre les petites ridules de déshydratation.
- Séchez bien votre peau après la douche ou le bain, sans frotter.
- Pensez à boire 1,5 l d'eau par jour.

Astuce

Pour lutter contre le tiraillement, utilisez cette lotion maison : 1/3 d'eau florale, 1/3 de glycérine et 1/3 d'huile végétale.

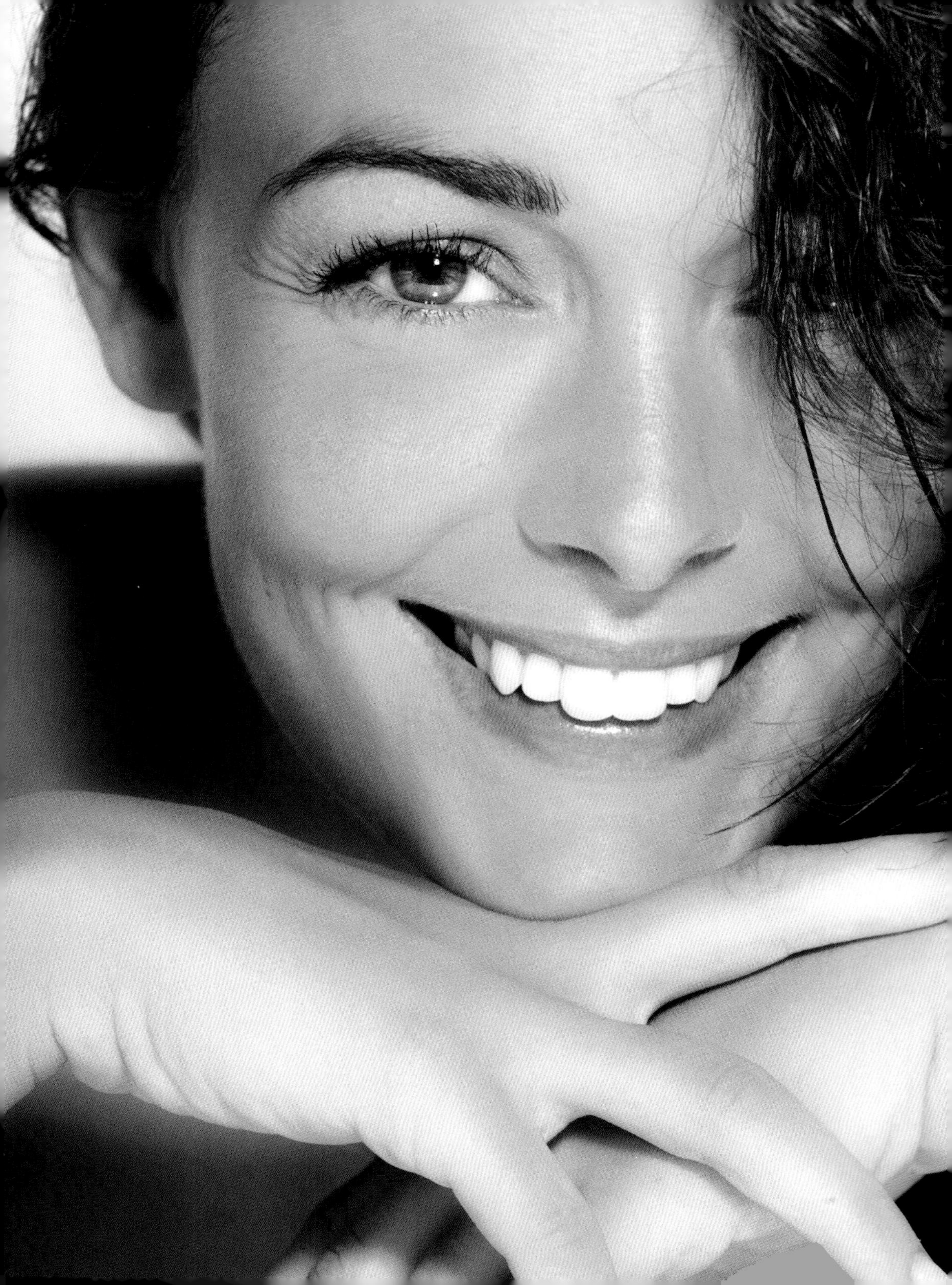

Finie la couperose !

Des rougeurs sur le nez, les joues, le front, le menton, et parfois des petits vaisseaux visibles à l'œil nu... Pour traiter ces problèmes de couperose :

- buvez 1,5 l d'eau par jour, mélangée à 2 cuillères à soupe d'hydrosols d'églantier, d'armoise ou de cyprès ;
- prenez des compléments alimentaires ou des plantes destinés à améliorer la qualité des vaisseaux (Ginkgo biloba, vigne rouge, Pycnogénol, marron d'Inde).

Peau brillante

Par moments, votre peau a tendance à trop briller à votre goût ? Attention, ne la desséchez pas car elle se défendra en fabriquant encore plus de sébum !

Optez pour un de ces deux masques bio :

- masque à l'argile : ajoutez des huiles essentielles de romarin et de menthe à de l'argile blanche en pâte ;
- masque au miel : Catherine Ballot-Flurin, apicultrice, nous livre son secret de beauté : mélangez 1 demi-cuillerée à café de miel de cure (sapin et propolis fraîche) dans 1 demi-verre d'eau filtrée. Appliquez sur les zones grasses du visage avec du coton bio. Laissez agir toute la nuit.

Astuce

Pour votre maquillage, utilisez des poudres libres naturelles ton sur ton.

Pores dilatés

Soins express

- Tonifiez à l'eau froide.
- Tamponnez votre peau avec un hydrolat de bois de rose, de noisette ou de cèdre.

Traitement de fond

- Faites un masque hebdomadaire à base d'argile et d'acide lactique.
- Quotidiennement, optez pour un soin régulateur bio.

Points noirs et imperfections

Grand nettoyage

Faites un « sauna facial » :

- placez votre visage au dessus d'un bol d'eau bouillante dans lequel vous aurez ajouté 2 gouttes d'huile essentielle de lavande, d'eucalyptus radié et de ravensare aromatique. Laissez agir ¼ d'heure, puis, avec un tire-comédon de préférence, retirez les points noirs ;

> **Astuce**
>
> Pour enlever les points noirs, massez avec un peu d'huile de jojoba avant de faire le sauna facial, ils se nettoieront tous seuls…

- ensuite, désinfectez en appliquant une solution antiseptique à l'aide d'un coton-tige ;
- enfin, mélangez de l'huile végétale de calophyllum ou de noisette à de l'huile essentielle de tea trea et tamponnez les imperfections.

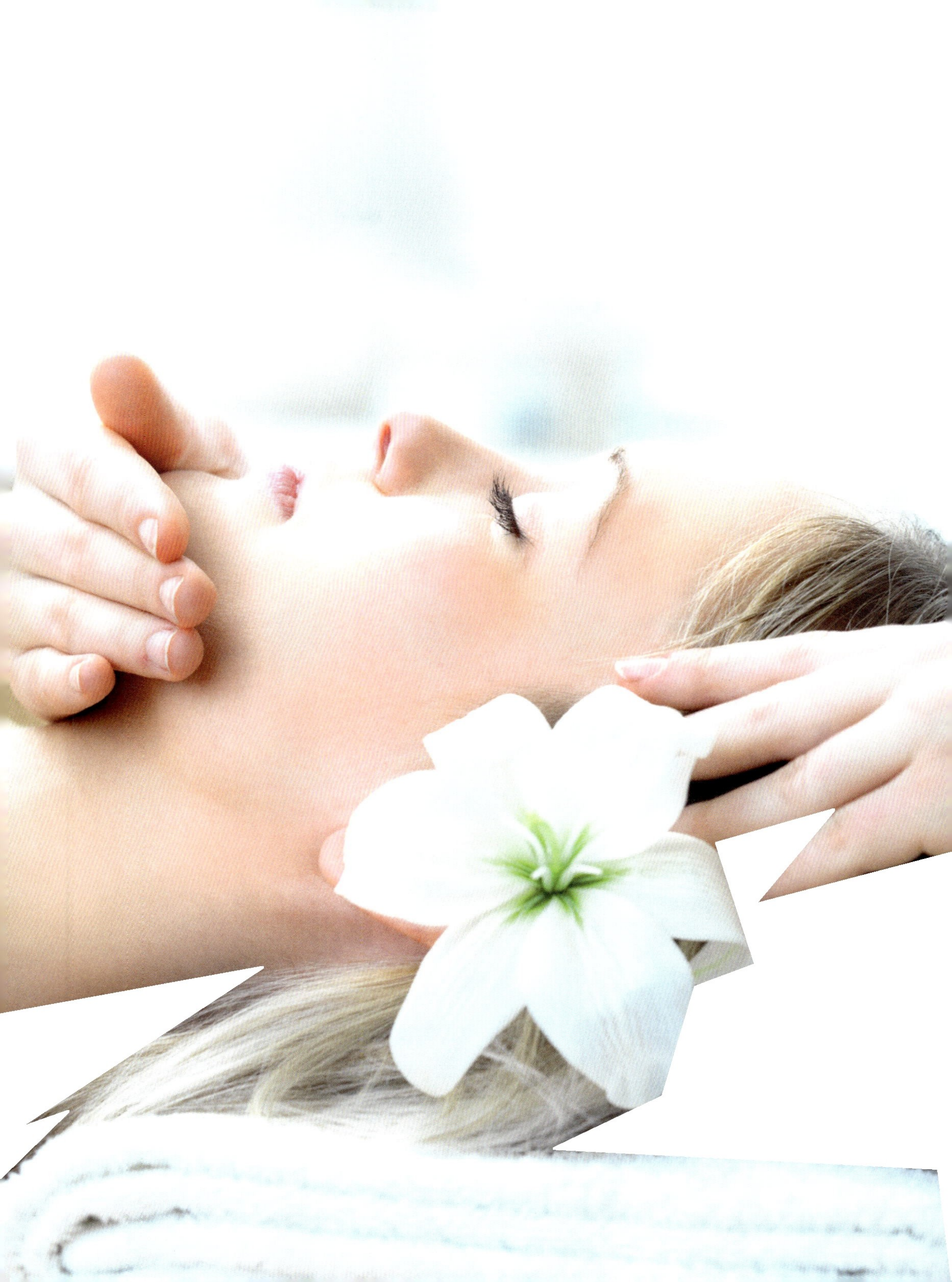

Vos soins bio

- Au quotidien, nettoyez votre peau avec un hydrolat de cèdre ou de genièvre.
- 2 à 3 fois par semaine, faites une friction à base de tea tree, manuka, ravensare aromatique, bois de rose, géranium rosat ou bourbon, lavande fine, santal blanc et pamplemousse (sauf en période ensoleillée). Diluez 12 gouttes au total de ces huiles essentielles au choix, seules ou en mélange, dans 2 cuillères à soupe d'une de vos huiles végétales fétiches.

Astuce

Pour aider la cicatrisation des boutons, tamponnez avec une compresse imbibée d'oligoéléments en solution : cuivre et zinc (en pharmacie).

La recette de beauté bio : le masque anti-imperfections

Mélangez 1 cuillère à soupe d'argile blanche imbibée d'eau de rose avec 1 cuillère à café de gel d'aloe vera, 2 gouttes d'huile essentielle de tea tree et 3 gouttes d'extrait de pépins de pamplemousse.

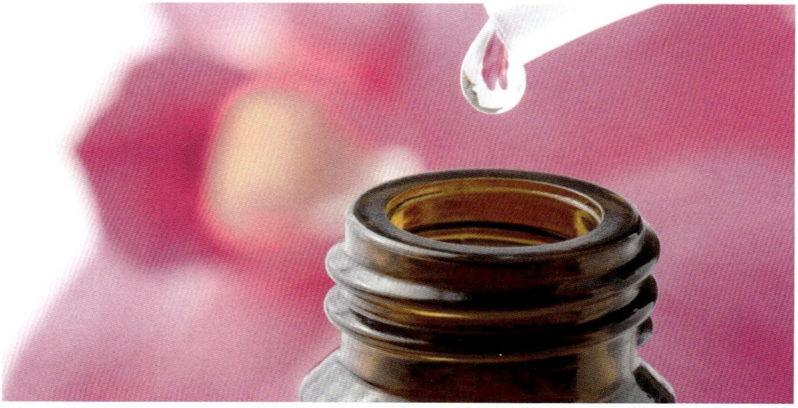

Zoom sur le tea tree

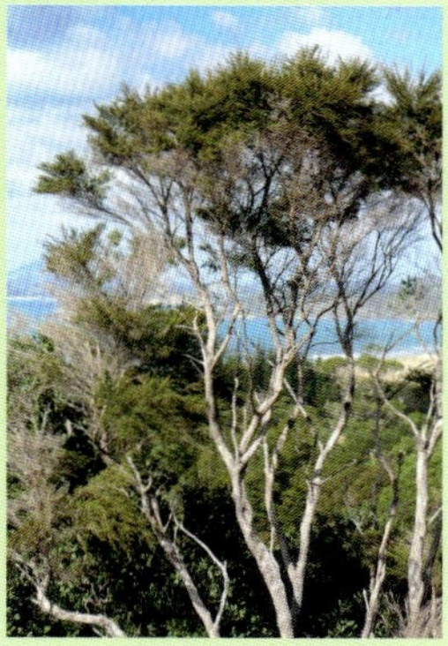

Le tea tree est un arbre d'Australie dont les branches et les feuilles, longues et fines, sont douées de nombreuses vertus. Les aborigènes les utilisent depuis des millénaires pour accélérer la cicatrisation et stimuler la circulation du sang. L'huile essentielle qu'on en extrait possède également des qualités antiseptiques et permet de lutter efficacement contre les infections bactériennes, l'acné et les mycoses. C'est donc naturellement qu'on la retrouve dans de nombreux soins pour les peaux à problème, et même dans certains déodorants. Comme si cela ne suffisait pas, elle est aussi très efficace pour lutter contre les infections respiratoires et elle soulage les articulations et les muscles endoloris !

L'huile de tea tree est donc recommandée dans toutes les indications suivantes :

- soin des abcès et des blessures infectées ;
- soin de l'herpès ;
- soin des mycoses des pieds ;
- soulagement des irritations cutanées ;
- soin des maladies infectieuses (dont infections urinaires) ;
- réduction de l'accumulation des toxines et des fluides ;
- amélioration du système respiratoire ;
- apaisement des crises d'asthme ;
- lutte contre la bronchite ;
- massage (notamment après le sport) , à 2-3 % dans une huile.

Elle peut être utilisée en bain, en massage ou en diffusion. Pour plus de précisions sur la posologie, demandez conseil à votre pharmacien.

Attention, cette huile est déconseillée durant les 3 premiers mois de grossesse.

Rides

Votre programme préventif

Si vous n'avez pas encore de ridules, c'est une chance, mais il n'est jamais trop tôt pour prévenir le vieillissement cutané. Voici le programme à suivre :

- hydratez votre peau : 1 à 2 fois dans l'année, faites une cure de 3 semaines de soin antirides bio (le soir), ou appliquez du gel d'aloe vera sous votre crème hydratante ;
- initiez-vous au yoga facial pour éviter la formation des rides !

Zoom sur la gymnastique faciale, par Catherine Pez[5]

Catherine Pez a mis au point sa méthode de gymnastique faciale, qu'elle pratique depuis de nombreuses années pour conserver naturellement un visage jeune et tonique.

La gymnastique faciale est un travail des muscles qui s'adresse à notre visage, car nous avons plus de cinquante muscles sur celui-ci. Nous pouvons les faire travailler par des exercices de gymnastiques, exactement comme nous ferions travailler les muscles de notre corps.

En faisant ces exercices de manière assidue et consciente, nous allons pouvoir rendre à notre peau sa tonicité perdue en retendant ainsi les muscles du visage là ou les marques de l'âge, de l'attraction terrestre et du manque d'hormones se font sentir en premier, c'est-à-dire le plus souvent : l'ovale du visage, le double menton, l'affaissement des pommettes.

Vos soins anti-ridules

Vous avez quelques ridules, il n'est pas trop tard pour agir !

- Régulièrement, utilisez un fluide antirides bio ou de l'huile d'argousier ou de lys et du beurre de karité.
- Prenez conscience des tensions de votre visage et apprenez à les relâcher. Il est temps de commencer à pratiquer le yoga facial !
- Attention au soleil, car il vieillit prématurément votre peau.

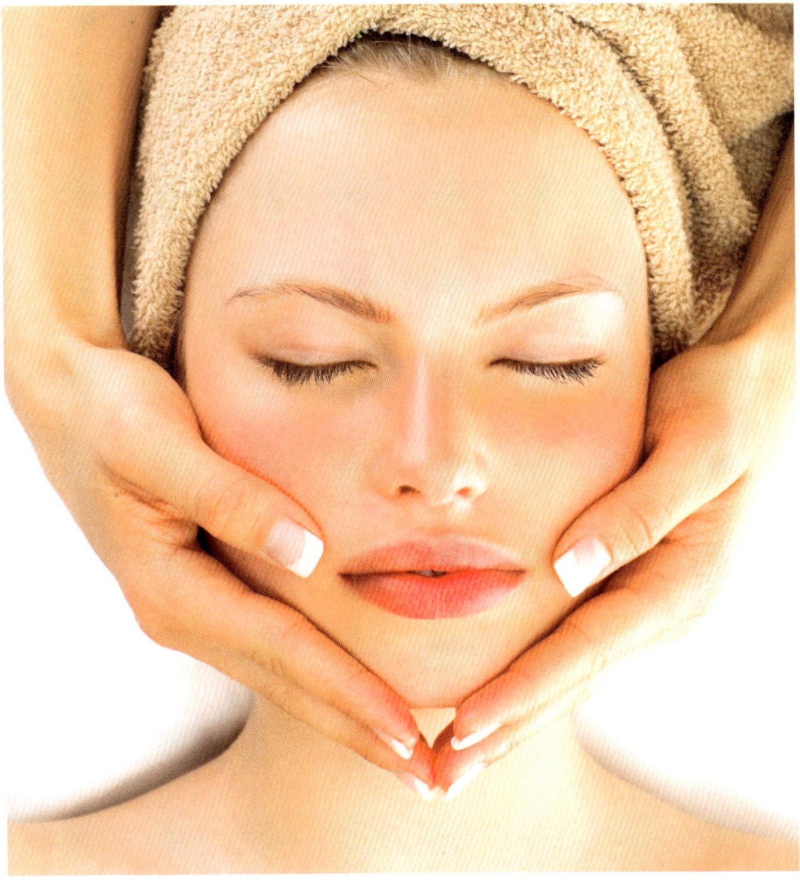

Zoom sur le karité, l'or des femmes africaines

Les noix du karité sont concassées, torréfiées puis moulues pour obtenir une pommade qui sert à la fabrication des cosmétiques : le beurre de karité.

Ce beurre végétal, riche en carotène et en vitamines A, E et F, peut s'utiliser sur le visage, le corps et les cheveux. Il convient à tous les types de peaux et à tous les âges.

Pour profiter de sa texture douce et onctueuse, on l'applique en massages quotidiens afin de nourrir, protéger et retendre la peau. On peut aussi l'appliquer après un effort, pour décontracter les muscles. Prévenant la formation des rides et réparant les lésions cutanées, il est également recommandé pour les peaux matures, sèches et malmenées. Il possède des vertus cicatrisantes, prévient les ulcères, l'eczéma, et réduit les vergetures.

De plus, le carotène qu'il contient permet d'entretenir une peau bronzée et satinée toute l'année !

Votre alimentation antiride

- Tout au long de l'année, consommez un maximum d'antioxydants et de vitamines C et E. Vous en trouverez dans les fruits à coque, les graines, les avocats, l'huile d'olive, les agrumes, les poivrons rouge et vert, les brocolis... Vous pouvez varier en fonction des saisons.
- De plus, faites deux cures d'antioxydants dans l'année : acerola en compléments, pollen frais, complexes ACE/sélénium.

Votre régime antiride

- Faites des cures de silice buvable, de vitamines A, E et C, et d'antioxydants. Consommez des jaunes d'œufs, du foie et du fromage (pour la vitamine A), des oranges, des kiwis et du pamplemousse (pour la vitamine C) qui apporteront souplesse et fermeté à votre peau, de la prêle et de l'ortie (silicium) qui combattront le relâchement de votre peau. Dans vos salades, ajoutez une demi-cuillère à café d'huile de germe de blé, très riche en vitamine E.

- Optez pour une alimentation crue faite de jus de fruits et légumes frais. Vos ingrédients fétiches selon la saison : tomate, pamplemousse, papaye, pastèque, myrtille, cassis, pruneau, carotte, mangue, melon, abricot, maïs, brocolis, artichaut, haricots rouges, cannelle, clou de girofle, gingembre, noix de pécan.
- Limitez les viandes rouges et les sucres rapides.
- Buvez du thé vert.

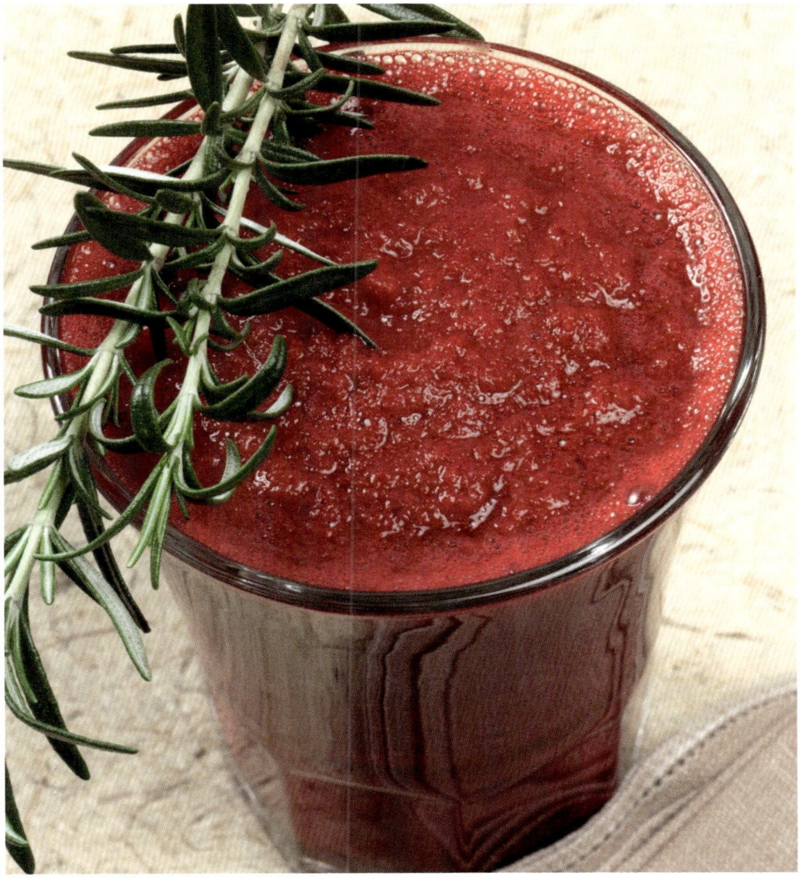

Vos soins antirides au quotidien

- Combinez un sérum et une crème antirides bio, par exemple à base de collagène végétal d'acacia, le botox bio !
- Vous pouvez également utiliser la silice en gel avant une crème de jour ou de nuit, ou en masque de beauté, car elle a un effet tenseur sur la peau. Ou bien, vous pouvez ajouter dans votre crème de jour une goutte d'huile essentielle de carotte ou de bois de rose. Votre peau appréciera également les huiles de bourrache, d'argan, d'avocat et d'onagre, et le beurre de karité. Pour la raffermir, utilisez aussi les huiles végétales de rosier muscat et d'abricot et les beurres d'andiroba ou de babassu.
- Les gestes d'application de votre crème sont aussi importants que les principes actifs qu'elle contient : faites de petits pincements dans le sens perpendiculaire à la ride.
- Votre masque antirides : mélangez un avocat à une huile essentielle de géranium rosat, de ciste ladanifère ou d'ylang-ylang (2 %, soit 4 gouttes pour 10 ml).
- Rincez votre visage à l'eau fraîche ou juste tiède plutôt qu'à l'eau chaude.
- Enfin, fuyez le soleil, car il vieillit la peau prématurément.
- Portez des lunettes teintées dès les premiers soleils pour éviter de froncer les yeux et ainsi, prévenir les « pattes d'oie ».

Elles le vivent

Florence : « Voici mon secret antirides : chaque semaine, j'étale en masque sur mon visage 10 g de gelée royale dynamisée. Je laisse agir 30 minutes puis je rince. Le résultat est absolument magique ! »

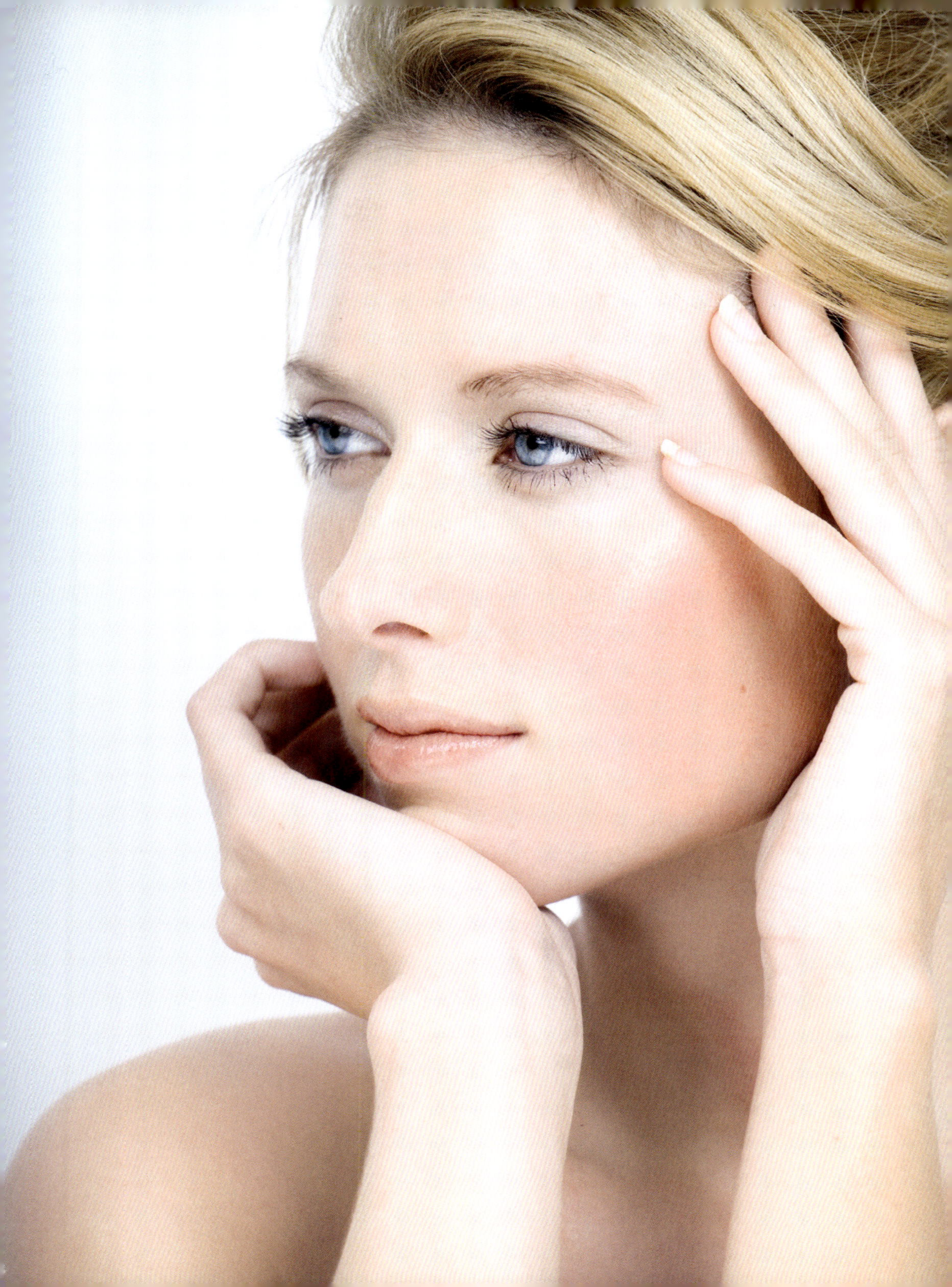

La recette de beauté bio de Sylvie : l'huile de jouvence

Tonifiante, réparatrice, antirides et antitaches, l'huile de baies d'argousier se révèle d'une efficacité remarquable ! Elle contient notamment des acides gras rares (oméga-7, oméga-9), une quantité élevée de vitamine E et une teneur exceptionnelle en phytostérols et en facteurs antioxydants (pigments provenant de la pulpe de la baie). C'est un puissant soin tonifiant, antirides et anti-âge.

Cependant, en raison de la présence des pigments, cette huile est très colorée (brun-rouge) et elle teinte passagèrement la peau. Donc, si vous ne voulez pas ressembler à une « peau-rouge », mieux vaut l'employer diluée à 10 %. Et même dans ces conditions, il faut en appliquer très peu et bien la faire pénétrer. Malgré ces contraintes, si votre peau est fatiguée et qu'elle a besoin d'un soin radical, il serait dommage de s'en priver…

Pour un effet optimal, associez-la à l'huile essentielle de ciste ladanifère, connue pour ses propriétés antirides. L'investissement de départ représente environ 60 à 70 €, en raison du prix des huiles végétales riches et de l'huile essentielle de ciste, mais vous aurez de quoi vous confectionner pour plus d'un an de soins antirides d'une efficacité exceptionnelle !

Ingrédients pour un flacon :

- 15 ml d'huile riche (rosier, onagre, argan, avocat…), soit 1 cuillère à soupe ;
- 15 ml d'huile (cire) de jojoba ;
- 2,5 ml (½ cuillère à café) d'huile d'argousier ;
- 5 capsules de vitamine E (huile enrichie en vitamine E) ;
- 6 gouttes d'huile essentielle de ciste ladanifère ;
- 6 gouttes d'huile essentielle de petit grain ;
- 6 gouttes d'une de ces huiles essentielles au choix : bois de rose, lavande fine, myrrhe, benjoin, ylang-ylang, géranium.

Préparation :
Mélangez les huiles dans un flacon, de préférence muni d'une pompe.
Ajoutez ensuite les huiles essentielles et agitez pour bien mélanger.
Si possible, laissez reposer 1 à 2 jours avant utilisation.
Appliquez 1 à 2 gouttes de cette huile précieuse le matin, avant la crème de jour, et plus généreusement le soir. Faites bien pénétrer en massant.

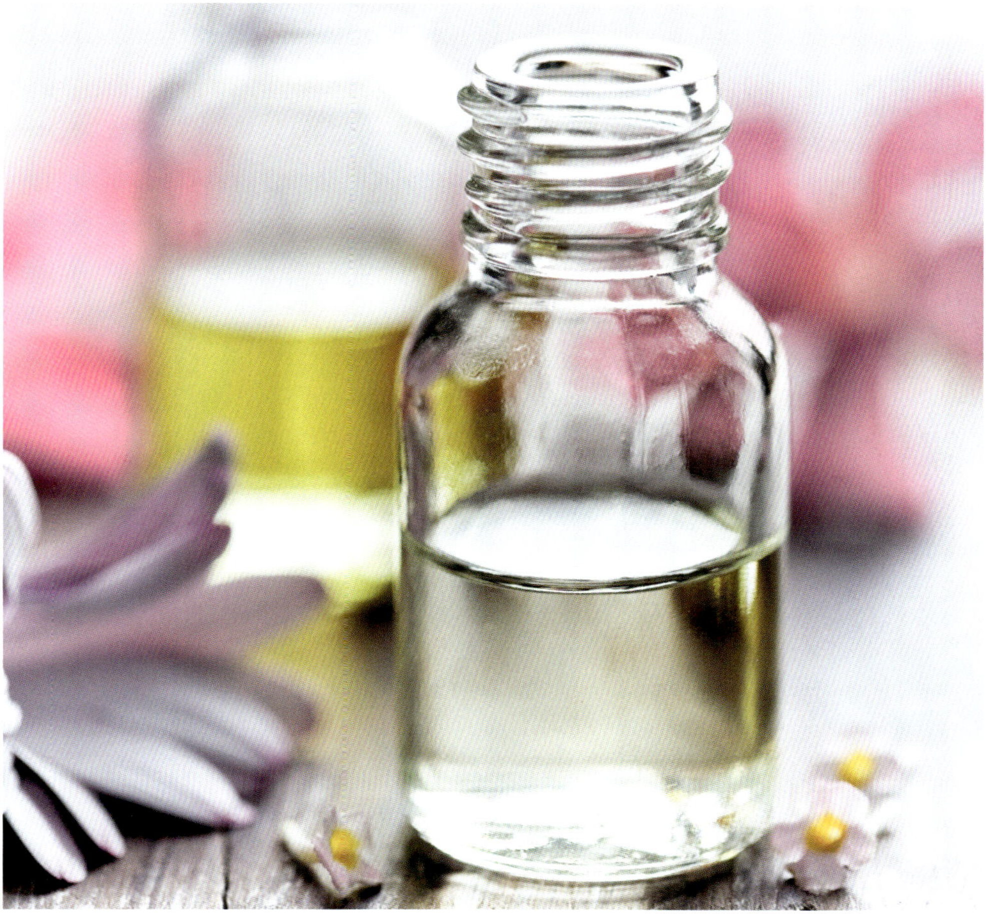

La recette de beauté bio de Sylvie : la crème antirides express

Pour lutter contre le vieillissement cutané et booster vos soins sans vous ruiner en crèmes luxueuses, voici une recette de crème antirides à préparer en 5 minutes chrono !

Ingrédients pour une application :

- 1 dose de crème de base (type crème hydratante ou cold-cream), de préférence bio ;
- quelques gouttes d'huile riche (onagre, rosier muscat, bourrache, germe de blé…) ;
- 1 goutte d'huile essentielle de ciste ladanifère.

Préparation :

Mélangez tout simplement les ingrédients dans le creux de la main avant d'appliquer sur le visage, le cou et le décolleté.

Ce soin peut s'employer matin et soir.

L'huile essentielle de ciste est très efficace contre les rides, mais un peu chère à l'achat (environ 15 € les 5 ml). À la dose recommandée, un flacon vous durera 50 jours. Si toutefois vous hésitez, remplacez-la par des huiles essentielles moins onéreuses (bois de rose, géranium bourbon, ylang-ylang, sauge sclarée) ou utilisez-la en alternance avec une de ces huiles essentielles.

Les grands moyens !

- Faites un « lifting acupuncture » : vous obtiendrez de bons résultats mais malheureusement, à un coût relativement élevé…
- Si vous n'en êtes pas encore là, essayez le yoga facial ! Il est efficace contre les rides mais aussi pour raffermir l'ovale de votre visage, votre menton et vos paupières.

Taches colorées

En général, avec les rides apparaissent les taches colorées (pigmentées) qui portent en dermatologie les doux noms de mélasma ou chloasma.

Bénignes, elles sont dues à une augmentation de la production de mélanine. Elles résultent généralement d'un processus oxydatif (radicaux libres) engendré principalement par les rayons solaires, mais aussi par l'excès d'hormones féminines (contraception, ménopause, grossesse...). L'usage de parfum augmente le risque de taches au soleil.

Astuce

Pour lutter contre les taches présentes sur vos mains, mangez les aliments antioxydants suivants : fruits à coque, graines, avocat, huile d'olive, agrumes, poivrons rouge et vert, acérola (cerise rouge originaire d'Amérique latine), pollen.

Une recette bio contre les tâches colorées vous est proposée sur la page suivante.

Pattes d'oie

Vous avez des ridules sous les yeux ? Ce sont les fameuses pattes d'oie. Pour les estomper, vous devez utiliser quotidiennement un soin bio spécifique.

- Choisissez plutôt une texture fluide.
- Appliquez du coin interne au coin externe de l'œil, en tapotant légèrement.

La recette de beauté bio de Sylvie : l'huile contre les taches colorées

Cette recette combine trois actifs précieux : l'huile essentielle de petit grain, antioxydante, réputée efficace contre les taches colorées ; l'huile de lys, connue pour unifier le teint ; et l'huile de germe de blé, très riche en vitamine E antioxydante.

Ingrédients pour un flacon :

• 1 cuillère à café d'huile de lys (à défaut : onagre, bourrache, rosier, avocat) ;

• 1 cuillère à café d'huile de germe de blé ;

• 10 gouttes (soit 5 %) d'huile essentielle de petit grain.

Préparation :

Dans un petit flacon (en verre opaque si possible), mélangez les huiles puis ajoutez l'huile essentielle. Agitez pour mélanger.

Appliquez quelques gouttes sur la zone concernée, matin et soir, en massant bien. Prolongez le traitement jusqu'à disparition de la tache. Choisissez plutôt de faire ce soin l'hiver, période ou les mélanocytes sont au repos, en l'absence de soleil.

Cette huile n'est réellement efficace qu'après plusieurs semaines de traitement, mais les premiers résultats apparaissent assez rapidement. J'ai moi-même réussi à « effacer » un reliquat de masque de grossesse sur le front grâce à cette méthode.

Pour celles qui possèdent la très précieuse huile d'argousier, on peut l'employer à la place de l'huile de germe de blé (elle est extrêmement riche en facteurs antioxydants). Pas d'inquiétude quant à sa couleur soutenue : en massant bien, la coloration de la peau est fugace et disparaît au fur et à mesure que l'huile est absorbée.

Cernes

- Commencez par soigner la cause des cernes : elles sont parfois dues à une carence en fer. Pensez donc à prendre en compléments.
- Pour effacer les cernes, utilisez une lotion décongestionnante de plantain ou de bleuet et appliquez quotidiennement un soin bio spécifique contour des yeux, lissant et drainant.

Elles le vivent

Annabelle : « Pour me confectionner un masque anticerne, je fais cuire une pomme de terre dans du lait. Je l'écrase puis je l'applique sur les cernes, en laissant poser 10 minutes. Ça n'a l'air de rien, mais c'est vraiment efficace ! »

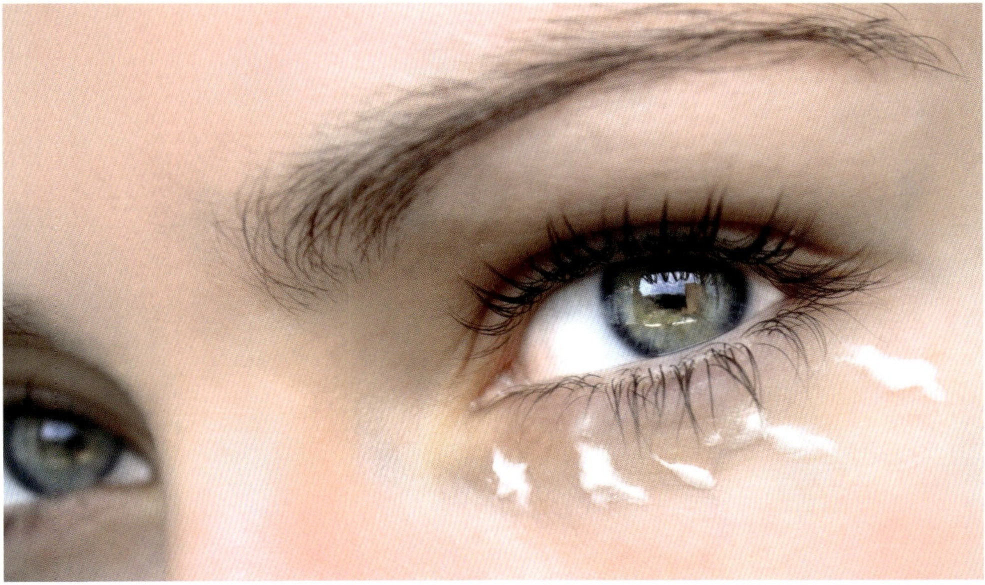

Poches sous les yeux

Les poches sous les yeux sont plutôt disgracieuses, mais pas d'inquiétude, vous pouvez y remédier ! Nous vous conseillons les trois solutions suivantes :

- Essayez les sachets de thé ou de camomille humidifiés puis posés en masque, qui ont un effet décongestionnant et drainant.
- Buvez beaucoup d'eau.
- Certains instituts proposent également un drainage lymphatique.

Astuce

Pour soigner des yeux gonflés, apposez des compresses d'hydrolat de camomille ou de bleuet sur vos yeux pendant un quart d'heure.

Lèvres gercées

Vos lèvres se dessèchent régulièrement et laissent apparaître des gerçures toute l'année. La saison hivernale, avec son air sec et ses températures basses, n'arrange rien.

Une seule solution, il faut hydrater vos lèvres régulièrement : appliquez en couche épaisse un mélange d'aloe vera et de miel, et laissez poser toute la nuit.

Un vieux remède : l'huile de ricin qui est un très bon protecteur pour les lèvres. Pour un effet protecteur renforcé, mélangez-la avec de l'huile de jojoba ou du beurre de karité pour une consistance de baume.

Pour une peau douce et lisse

Votre cure

Deux fois dans l'année, faites une cure d'huile végétale de rosier muscat à appliquer sur votre peau chaque soir pendant 10 jours.

Votre gommage lissant

Mélangez 1 cuillère à café du gommage « Les douces angevines » à l'eau florale de votre choix. Faites des mouvements circulaires pendant quelques minutes puis rincez.

Votre soin

Utilisez la poudre de pollen : diluez-en environ 1 cuillère à soupe dans un peu d'eau florale de rose, ½ cuillère à café d'huile d'onagre et 3 gouttes d'huile essentielle de lavande. Laissez poser 20 minutes puis rincez.

Votre peau retrouvera alors douceur, finesse et confort !

La recette de beauté bio de Sylvie : le gommage douceur

Ce gommage nettoie la peau sans la dessécher, la rend lisse et douce, et la prépare à recevoir un masque.

Ingrédients pour un gommage :

- 1 cuillère à soupe de yaourt nature ;
- 1 cuillère à soupe de poudre d'amande (pour pâtisserie, bio de préférence) ;
- 1 cuillère à café de miel liquide.

Préparation :

Mélangez les ingrédients dans une coupelle.

Appliquez le mélange sur le visage puis effectuez des massages circulaires (1 ou 2 fois par semaine maximum).

Rincez à l'eau claire.

Teint terne

Votre hygiène de vie

- Commencez par vous mettre au vert et à l'exercice physique. Le plus souvent, une bonne oxygénation suffit pour redonner bonne mine et drainer les toxines.
- Couchez-vous plus tôt, car un bon sommeil diminue les traits tirés et redonne du gonflant au visage.
- Si vous fumez, pratiquez la pensée positive.
- Mangez des salades : roquette, pissenlit, oseille, cresson, mâche... Elles éclairent le teint !

Vos soins éclat

- Chaque matin : massez votre visage avec un sérum non gras bio apportant de l'éclat à votre peau, avant d'appliquer votre crème de jour. Le geste est aussi important que la crème utilisée. Vos mains doivent être souples et se promener sur votre visage toujours vers le haut.
- Chaque soir : sur une peau bien démaquillée, répartissez sur le visage et le cou une noisette d'un masque crème nourrissant bio mélangé à ½ noisette d'un sérum aux huiles essentielles. Gardez ce masque toute la nuit.
- 1 à 2 fois par semaine : faites un soin gommant. Choisissez par exemple un exfoliant bio aux enzymes à base de papaïne.

Elles le vivent

Sabine : « Pour avoir un teint éclatant, je me passe chaque matin sur le visage un gant humide avec quelques gouttes d'huile essentielle de lavande. »

La pensée positive pour arrêter de fumer, par Candice Levy[6]

Contre le tabac, prenez de bonnes résolutions : utilisez la pensée positive pour vous accompagner dans votre sevrage. Car penser à arrêter de fumer, c'est déjà agir !

La pensée positive est issue de la fameuse phrase d'Émile Coué : « Chaque jour je vais de mieux en mieux, à tout point de vue. »

Voici comment procéder : préparez une phrase, selon le protocole proposé ci-dessous, répétez 3 fois celle-ci, consciemment, 3 fois par jour. Le matin au réveil, l'après-midi, et le soir au coucher.

1) Employez la première personne. Dites par exemple « Je dois » et non « Il faut » ou « Il faudrait »...

2) Utilisez une phrase au présent.

3) Ajoutez une notion de progression dans le temps. Par exemple : de jour en jour, peu à peu.

4) Soyez positive, n'employez aucune négation ! Ni dans la forme (ne... pas, ne... plus), ni dans le fond (pas de verbe comme arrêter, interdire, quitter...).

5) Associez-y la visualisation du résultat.

6) Mettez-y une émotion favorable, la joie du résultat.

Utilisez cette technique uniquement pour vous !

Voici un exemple de phrase que vous pourriez utiliser pour l'arrêt du tabac : « De jour en jour, je suis libérée du tabac et je respire librement et sereinement à plein poumons ! »

À vos crayons ! Et surtout, soyez positive !

Un coup de pouce ?

- Faites une cure de détox.
- Essayez les séances de Bol d'Air Jacquier® pendant 15 jours (voir ci-dessous).
- Buvez des jus de carotte et de citrouille.

Zoom sur le Bol d'Air Jacquier®[7]

Une bonne oxygénation est le premier pilier de la santé et de la forme. Comme notre organisme ne stocke pas l'oxygène, nous sommes tous confrontés, à des degrés divers, à un déficit : avec le temps, nous nous oxydons, nous nous fatiguons.

Le procédé du Bol d'Air Jacquier consiste à inhaler des catalyseurs d'oxygénation, qui sont des dérivés d'essence de résine de pin, couramment appelée essence de térébenthine. L'oxygénation biocatalytique effectue une transformation de la térébenthine, assimilable à celle présente dans les forêts de pins sous l'influence des ultraviolets, du soleil et de la fonction chlorophylienne. La respiration de cet air concentré en molécules d'alpha-pinène permet d'agir sur l'état de santé physique et nerveux. Un vrai sanatorium en concentré ! En cas de grande fatigue, il suffit de s'asseoir 2 fois par jour devant l'appareil et de respirer son air pendant 3 minutes.

La recette bio : jus énergisant au potiron et aux pommes

Pour affronter les longs mois d'automne et d'hiver en pleine forme :

Ingrédients pour 2 verres :

- 500 g de chair de potiron ;
- 1 citron ;
- 4 pommes.

Préparation :

Épluchez les fruits et légumes crus. Mettez le tout dans un mixer, ou mieux, un blender. Mixez jusqu'à obtention d'une mousse homogène. Vous pouvez ajouter un peu de glace pilée. Buvez frais, idéalement tous les matins !

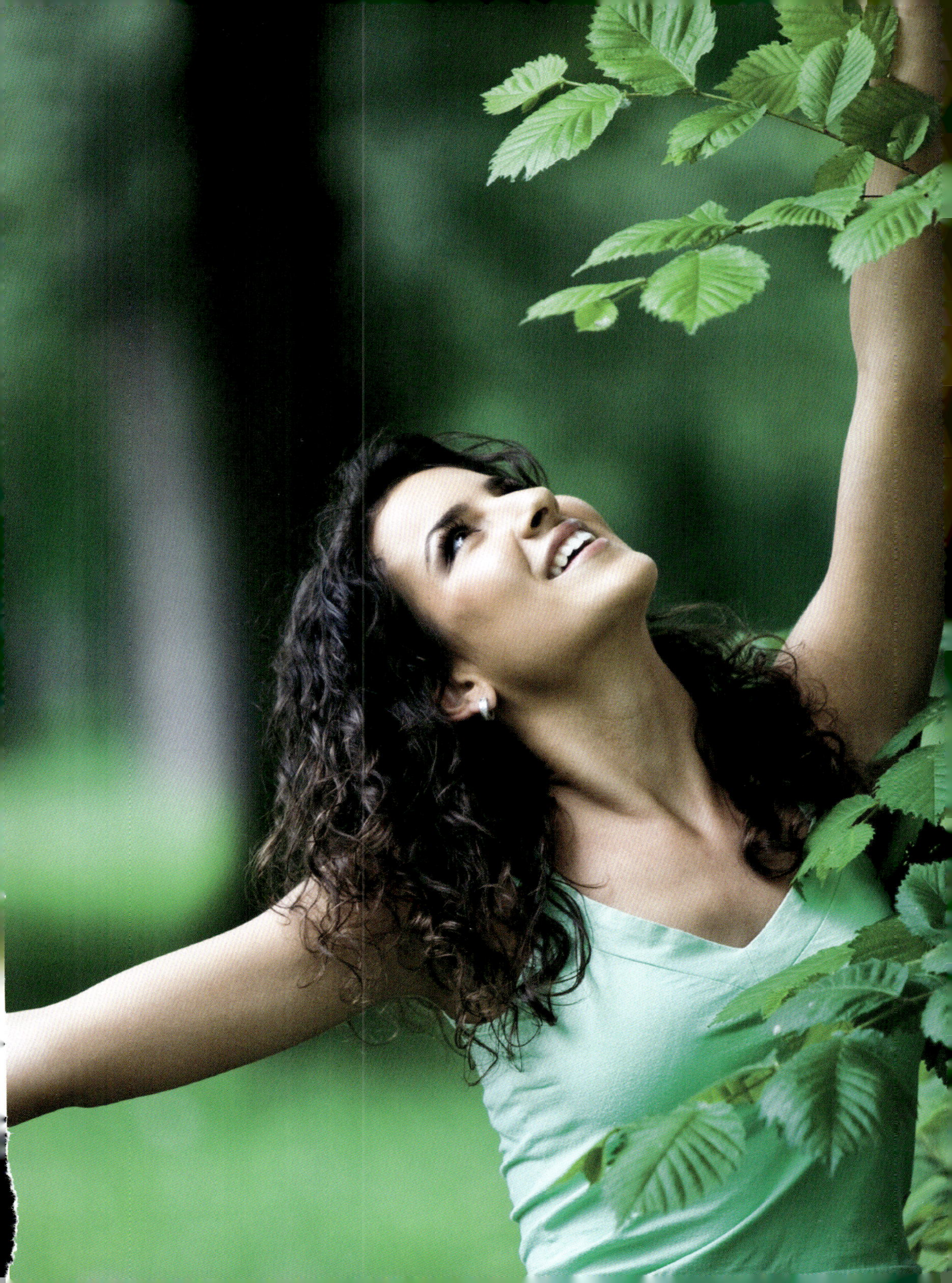

La recette de beauté bio de Sylvie : le masque régénérant aux algues

Votre peau est fatiguée, elle manque de tonus ? Essayez le masque aux algues, il convient à tous types de peau !

Les algues concentrent une incroyable quantité d'éléments nutritionnels utiles à la peau. Elles sont hydratantes, tonifiantes, régénérantes et reminéralisantes. On trouve en herboristerie, mais aussi dans certains magasins de produits naturels, des algues en poudre d'une grande richesse. Il faut savoir en effet qu'une poudre d'algue micronisée est 5 fois plus concentrée en minéraux que l'algue humide.

Ingrédients pour un masque :

• 1 cuillère à soupe d'algue en poudre au choix (fucus, wakamé, laminaires, kelp…) ;

• ½ cuillère à soupe de gel d'aloès si vous avez la peau normale à grasse, ou ½ cuillère à soupe d'huile végétale (argan, onagre, jojoba, olive…) si vous avez la peau sèche ;

• 2 gouttes d'huile essentielle au choix (lavande, petit grain, bois de roses, géranium, ylang-ylang…), pour masquer l'odeur des algues.

Préparation :

Mettez la poudre d'algue dans une coupelle puis ajoutez un peu d'eau de source ou d'eau florale pour obtenir la consistance d'une pâte épaisse.

Ajoutez le gel d'aloès ou l'huile, puis l'huile essentielle.

Appliquez sur le visage puis laissez poser ¼ d'heure. Rincez à l'eau claire.

Si vous ne trouvez pas de poudre d'algue en sachet, vous pouvez employer des gélules d'algues en poudre (en vous assurant qu'elles ne contiennent pas d'additifs), mais il faudra en ouvrir une dizaine pour confectionner un masque. Vous pouvez ainsi employer de la poudre de fucus, de laminaires, de kombu, de chlorella, de spiruline, d'algues en mélange…

Nos secrets autobronzants

La recette de beauté bio de Sylvie : le masque « autobronzant »

Ingrédients pour un masque :

- 1 jaune d'œuf;
- 1 cuillère à soupe de yaourt;
- 1 cuillère à café d'huile de carotte (macérat huileux);
- 5 gouttes d'huile essentielle de carotte.

Préparation :

Battez le jaune d'œuf avec tous les autres ingrédients.

Appliquez bien uniformément sur le visage, les oreilles, le cou et le buste si nécessaire.

Laissez poser 25 minutes puis rincer soigneusement.

Attention, n'employez pas ce masque dans les 24 heures, avant une exposition solaire.

L'**urucum en poudre** (guayapi) : voici votre ingrédient fétiche pour obtenir un teint hâlé ! Il s'agit d'une plante alimentaire d'Amazonie, très riche en antioxydant (100 fois plus de bêta-carotène que dans la carotte). Elle s'utilise de la façon suivante :

- en usage interne, pour favoriser la pigmentation : 1 cuillère à café de poudre, 1 fois par jour, dans un jus de légumes ou de fruits;
- en usage externe : en maquillage naturel, c'est une excellente « terre de soleil » qui illumine le teint de touches cuivrées et protège des rayons solaires.

Astuce

Pour un autobronzage express, passez un coton imbibé de thé noir infusé sur votre visage, et le tour est joué !

Teint brouillé, rougeurs

Vous souhaitez avoir une mine fraîche et rose ? Rien n'est impossible !

Éclaircir le teint

- Faites quelques jours de cure de bouillons de légumes et de tisanes dépuratives (queue de cerise par exemple).
- Buvez chaque matin 1 verre de jus de citron tiède.
- 1 à 2 fois par semaine, appliquez une crème purifiante bio sur votre visage humide. Procédez par petites pressions, pour décoller les cellules mortes sans irriter votre peau. Appliquez ensuite un masque revitalisant bio.
- Faites de temps en temps une séance de Bol d'Air Jacquier® et des cures de détox.

Atténuer les rougeurs

- Utilisez quotidiennement l'hydrolat d'hamamélis, ou un soin bio à base d'huile essentielle d'immortelle (helichrysum italicum).

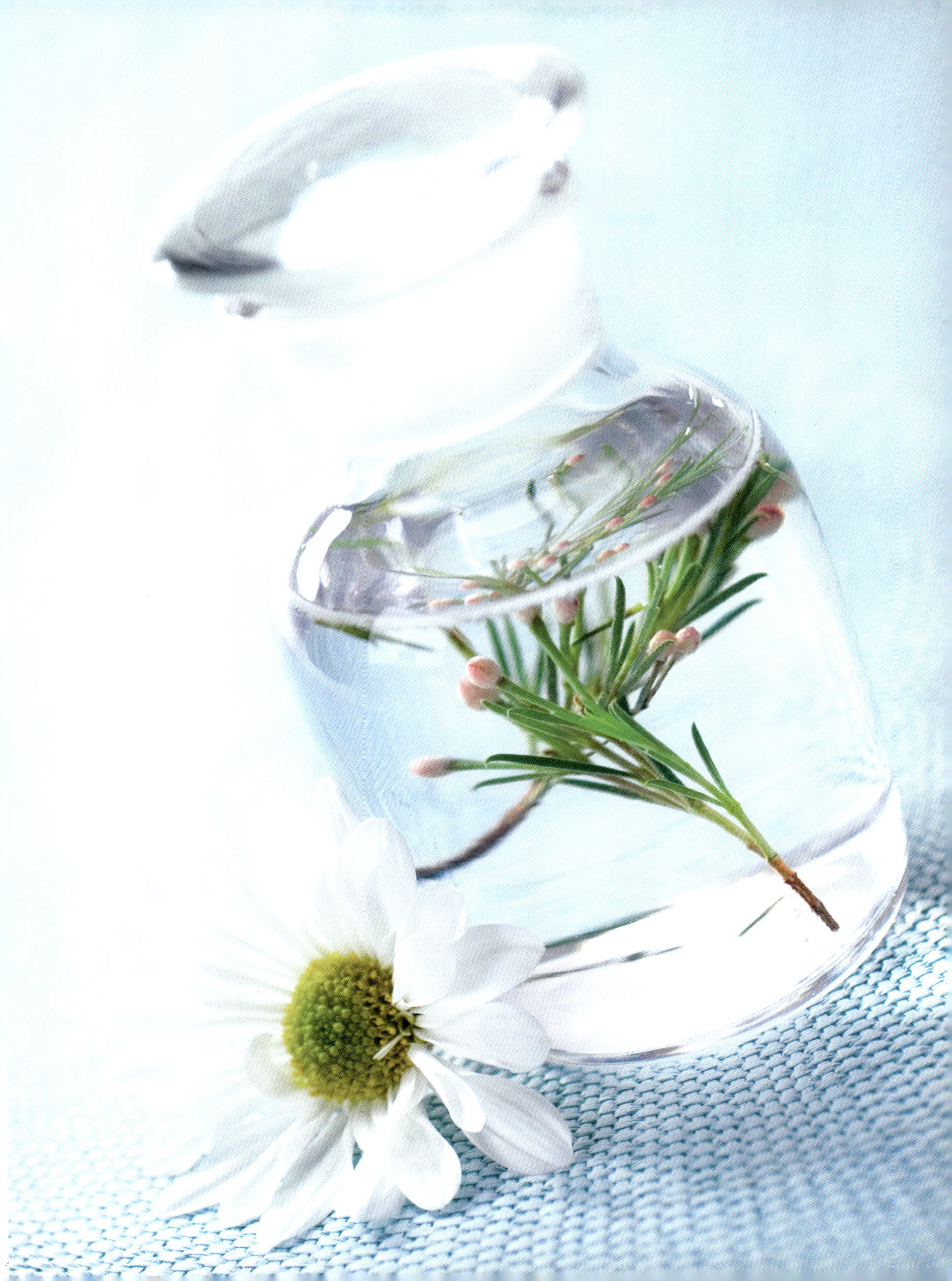

La recette de beauté bio de Sylvie : le masque bonne-mine aux fraises

Grâce aux nouvelles variétés (mara des bois, ciflorette, darselect…), la saison des fraises dure désormais du printemps jusqu'à à l'automne. Encore plus de raisons, donc, pour profiter des bienfaits de beauté de ce fruit délicieux, surtout s'il provient de votre jardin !

Adaptée à toutes les femmes, des plus jeunes à la peau grasse, aux plus âgées à la peau « mature », la fraise est assainissante, tonifiante, antirides et antitaches. Réputée pour donner un teint parfait, elle constituait le secret de beauté de Madame Tallien (1773-1835), surnommée « Notre-Dame de Thermidor », qui prenait régulièrement des bains d'eau tiède dans lesquels elle faisait ajouter 10 kg de fraises écrasées ! Sans atteindre un tel excès, vous pouvez profiter des fraises sous la forme de masques, qui peuvent se conjuguer en nombreuses variantes.

Ingrédients pour un masque :

- environ 3 grosses fraises.

Ingrédients additionnels pour peaux grasses (au choix) :

- 1 blanc d'œuf (en neige de préférence) ;
- 1 à 2 cuillères à café de miel ;
- 1 cuillère à café de jus de citron ;
- 1 cuillère à soupe de yaourt nature ;
- de l'argile blanche pour épaissir.

Ingrédients additionnels pour peaux matures :

- 1 à 2 cuillères à café d'huile végétale riche (onagre, rosier, argan…) ;
- 1 à 2 cuillères à café de crème fraîche.

Ingrédients additionnels pour peaux sensibles, couperosées :

- 1 à 2 cuillères à café d'argile rose ou blanche en poudre.

Préparation :

Équeutez les fraises et mixez leur chair. Ajoutez, si vous le souhaitez, un des ingrédients additionnels cités. Vous pouvez bien sûr en combiner plusieurs. Appliquez généreusement la préparation sur le visage et laissez poser 15 à 20 minutes. Rincez à l'eau claire.

Si le masque coule, placez dessus un mouchoir en papier dans lequel vous aurez découpé des trous pour les yeux, le nez, la bouche. Si vous avez préparé trop de masque, placez-le au congélateur jusqu'à une prochaine utilisation.
Attention, si vous souffrez d'allergie alimentaire aux fraises, évitez ces masques ou testez au préalable votre tolérance cutanée aux fraises sur le dos de votre poignet.

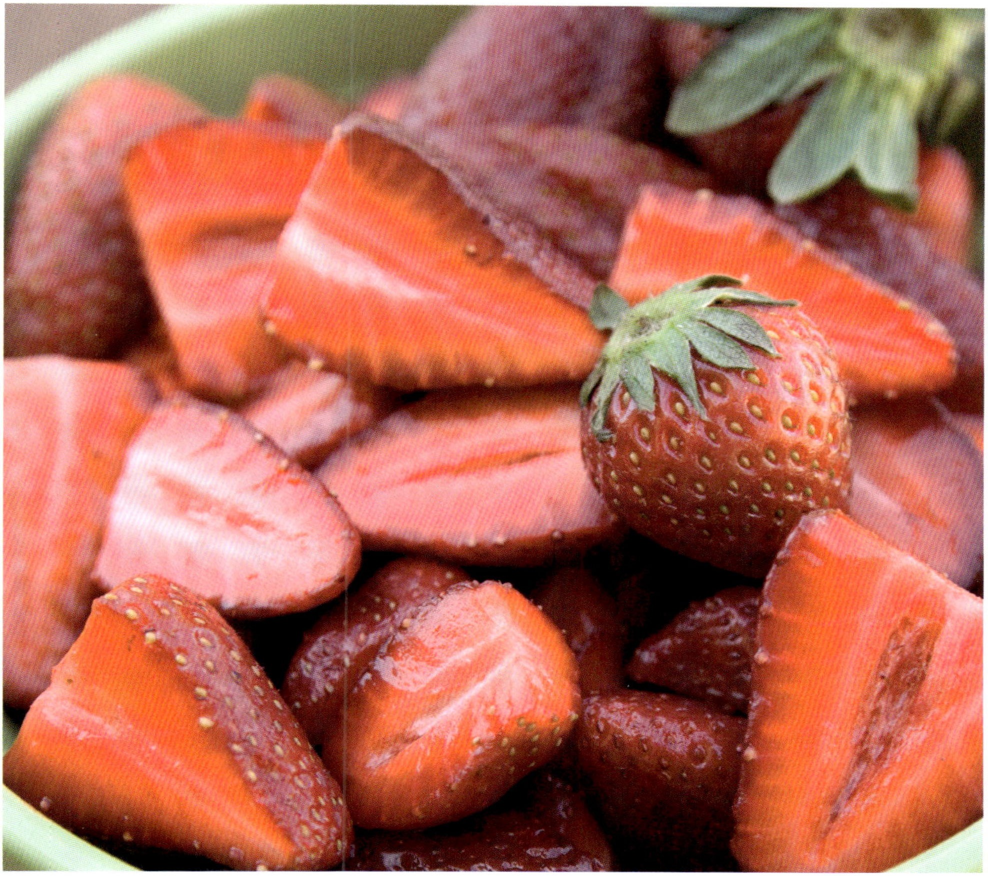

Quelques conseils pour faire ses cosmétiques bio soi-même

De nos jours, les magasins regorgent de gammes cosmétiques toujours plus nombreuses et toujours plus complètes, et notamment de cosmétiques bio d'excellente qualité. Pourquoi, alors, avoir recours à la méthode du «fait maison»?

- Parce que l'on peut choisir ses ingrédients et bénéficier de produits frais.
- Parce que c'est facile.
- Parce que c'est sain.

Ingrédients

Les trois principales familles d'ingrédients dont on se sert pour faire ses cosmétiques sont les huiles végétales, les huiles essentielles et les hydrolats (eaux florales), auxquels s'ajoutent le gel d'aloès, la cire d'abeille, la glycérine, les argiles et de nombreux ingrédients alimentaires : fraise, concombre, banane, avocat et autres fruits, lait et yaourt, œuf, vinaigre, miel, farines et sons, levure de boulanger...

Pour tout ingrédient, le choix du bio est à privilégier (respect de l'environnement, produits de qualité optimale, absence de traitements altérant les molécules actives, absence d'additifs indésirables).

On trouve la plupart des ingrédients dans les magasins bio ou en pharmacie, mais également sur de nombreux sites internet.

Astuce

Préférez les huiles végétales de première pression à froid (Oléanat, E. Noël, Boutique Nature) et les huiles essentielles de qualité (Sanoflore, Ladrôme, Florame)

Recettes

Des recettes toutes simples, de niveau débutant, sont suffisantes pour créer une gamme étendue de soins efficaces, incluant crèmes, baumes, masques, gommages... Très faciles, elles sont également rapides à réaliser : environ ¼ d'heure pour les plus complexes (crèmes, savonnettes, masques aux fruits mixés). Leur niveau de complexité est au pire équivalent à la préparation d'une mayonnaise.

On peut même préparer des soins express tout simplement dans le creux de la main, en mélangeant par exemple un peu de crème neutre bio (type cold-cream ou crème hydratante) avec une huile riche et une goutte d'huile essentielle de son choix. Autre exemple : si l'on mélange une noisette de gel d'aloès en tube avec une quantité équivalente d'huile végétale de son choix, on obtient une émulsion express parfaite en crème de jour ou de nuit.

Hygiène et conservation

Pour respecter une bonne hygiène lorsque vous faites vos cosmétiques à la maison, il suffit d'employer des produits frais et du matériel très propre. Pour les préparations devant se conserver longtemps (crèmes, laits, baumes), il est préférable d'ébouillanter les ustensiles avant la confection. De plus, l'ajout d'huiles essentielles antioxydantes et antimicrobiennes (lavande, petit grain, romarin) ou d'extrait de pépins de pamplemousse, à raison de 0,5 %, permet d'améliorer la conservation des produits.

Dosage

Les risques de surdosage en produits concentrés (huiles essentielles, par exemple) sont très faibles si l'on respecte des règles simples. Dans les cosmétiques, on emploie généralement des concentrations de 0,5 à 2 %. Une concentration de 1 % correspond à 1 goutte d'huile essentielle pour 1 cuillère à café de solvant (huile, alcool), soit 5 ml.

Comme c'est vous qui contrôlez ce que vous mettez dans vos cosmétiques, vous pourrez proscrire tous les additifs chimiques ainsi que les ingrédients auxquels vous vous savez allergique. Votre santé n'en sera que gagnante !

Adresses utiles

Pour faire vos cosmétiques et trouver les ingrédients, ustensiles et produits adéquats, voici quelques adresses utiles sur Internet (liste indicative) :

Pots et bocaux

www.ebouteilles.fr
www.aroma-zone.com
www.bilby-co.com
www.alternativenature.fr

Vous pouvez aussi recycler vos pots en verre en prenant soin de toujours les stériliser au préalable. Pensez à marquer la date de fabrication.

Ingrédients, huiles végétales et essentielles

www.aromantic.com
www.aromalium.com
www.aroma-zone.com
www.cosmetique.org
www.florame.com
www.naturalforme.fr
www.sanoflore.net
www.thalado.fr

Pour plus de recettes, vous pouvez consulter notre moteur de recettes de beauté bio sur www.FemininBio.com/beaute.

Notes

1. Huile de massage vergétures, huile de massage du périnée.
2. Auteur de l'*Encyclopédie des thérapies naturelles* (Éd. Vigot).
3. Auteur de *Agar-agar : Secret minceur des Japonaises* (Éd. La Plage).
4. Adaptation d'une recette de D. Vaudoiset, *Je crée mes recettes santé-beauté* (Éd. Plon).
5. Auteur de *La Gymnastique faciale* (Éditions de l'Homme).
6. Experte naturopathe. Retrouvez le blog de Candice sur FemininBio.com.
7. Pour en savoir plus sur ce procédé, commander les produits ou avoir la liste des centres Bol d'Air®, rendez-vous sur le site www.holiste.com. À lire également : *Respirez la santé : grâce au Bol d'Air Jacquier* de Laurence Salomon (Éd. Grancher).

Bibliographie

Demange Ève et Ghesquière Anne, *Le Guide des cosmétiques bio*, Vigot, 2006.

Demange Ève et Ghesquière Anne, *Achetons de la cosmétique bio : conseils et adresses pour bien choisir ses produits de beauté*, Minerva, 2007.

Balz Rodolphe, *Les Huiles essentielles et comment les utiliser*, Librairie Commerce International, 1986.

Baron Hélène et Chagnoux Tiphaine, *Cosmétiques naturels : conseils et recettes plaisir pour préserver sa santé au quotidien*, Sully, 2006.

Charier Sylvie, *Une Belle Peau pour la vie*, J-C. Gawsewitch, 2008.

Clergeaud Chantal, *Votre Beauté au naturel : comment préparer vous-même tous vos produits de beauté*, Dangles, 2002.

Grosjean Nelly, *Recettes aromatiques d'urgence*, Éditions 5 ml, 1999.

Hampikian Sylvie, *Créez vos cosmétiques bio*, Terre vivante, 2007.

Hill Sylvestre Marie-Pierre, *La Diététique antirides*, T. Souccar 2008.

Macheteau Sophie et Guet Vanina, *90 Recettes de beauté bio à faire soi-même : 100 % glamour, 100 % gourmandes, 100 % naturelles*, Vigot, 2007.

Pez Catherine, *La Gymnastique faciale : la méthode pour garder un beau visage au naturel*, Éditions de l'Homme, 2008.

Pomarède Nadine, *Une Belle Peau mode d'emploi*, Marabout, 2003.

Puget Henry et Teyssot Régine, *Les Secrets de beauté d'autrefois*, Minerva, 2004.

Raichur Pratima et Cohn Marian, *La Beauté absolue*, J'ai lu, 2004.

Salomon Laurence, *Respirez la santé grâce au Bol d'Air Jacquier*, Grancher, 2007.

Stiens Rita, *La Vérité sur les cosmétiques*, Leduc. s éditions, 2008.

Vukovic Laurel, *1001 remèdes naturels*, Vigot, 2004.

Index

A

Activité physique, 50
Agar-agar, 72
Aliment
- acidifiant, 44
- à privilégier, 46
- à restreindre, 46
Alimentation, 35, 69
- antiride, 132
- optimisée, 40
- vivante et crue, 41
Aloe vera, 112
Angoisse, 28
Anxiété, 17
Aromathérapie, 20
Association, 46

B

Bien dormir, 16
Bol d'Air, 146
Bonne habitude alimentaire, 40

C

Camomille, 16
Candice Levy, 145
Cataplasme
- amincissant aux algues, 65
- argileux contre l'acné, 120
Catherine Pez, 130
Cellulite, 66
Cerne, 141
Cheveux, 77
- « raplaplas », 80
- abîmés, 82
- gras, 79
- secs, 79
- ternes, 85
Clotilde Poivilliers, 31
Coloration, 82
- végétale, 82
Confiture, 73
Corps, 57
Cosmétique bio, 154
Coucher, 15
Couperose, 125
Crème, 73
- antirides express, 138
Cuisine bio, 41
Cuisiner « tout cru », 41
Cure, 62, 143

D

Démaquillant, 101, 109, 117
Détox, 47
Détoxification intérieure, 49
Difficulté à vous endormir, 15
Dosage, 9

E

Émulsion
- démaquillante peau mature, 101
- hydratante express à l'aloès, 113
Éric Viard, 41

F

Fatigue, 32
Flan, 73

G

Gelée, 72
Glace, 73
Gommage, 100, 109, 117
- douceur, 52, 143
- lissant, 143
- oriental, 60
Graisse, 37
Grand
- moyen, 138
- nettoyage, 126
Grossesse, 32
Gymnastique faciale, 130

H

Henné, 81
Homéopathie, 27, 70
Huile
- anti-cellulite, 68
- contre les taches colorées, 140
- de beauté à la rose, 102
- de jouvence, 136
- essentielle fétiche, 92, 100, 106, 115
- végétale fétiche, 92, 100, 106, 115
Hygiène de vie, 144

I

Imperfection, 126
Index glycémique, 44
Insomnies, 17

J

Jacquier, 146
Jus énergisant, 146

K

Karité, 132

L

Laxatif naturel, 71
Lèvre gercée, 142

M

Main, 75, 139
Masque, 100, 109, 117
- « autobronzant », 149
- anti-imperfections, 128
- antipelliculaire, 86
- aux fruits secs, 104
- bonne-mine aux fraises, 152

– capillaire, 84
– douceur aloès-amande, 96
– énergisant, 53
– régénérant aux algues, 148
Massage, 70
Médecine douce, 24, 64, 70
Mesure diététique, 50
Micro-hammam purifiant, 52
Mise en garde, 9, 34
Mono-diète, 64
Mousse, 73

N

Nettoyage de la peau, 100, 109, 117
Noctambule, 15

P

Passiflore, 16
Patte d'oie, 139
Peau, 89
– à tendance grasse, 89
– à tendance mixte, 89
– à tendance sèche, 89
– brillante, 125
– douce et lisse, 143
– grasse, 115
– inconfortable, tiraillements, 123
– mixte, 106
– normale, 89
– normale à sensible, 90
– sèche, 59, 99
Pellicule, 86
Pensée positive, 145
Phytothérapie, 70
Pied, 76
Plante du sommeil, 19
Poche sous les yeux, 142
Point noir, 126
Pollen, 22
Pore dilaté, 126
Précaution d'emploi, 9
Problème de peau, 123

Q

Qi Gong, 26

R

Recette
– bio, 19, 20, 27, 53, 63, 66, 70, 146
– de beauté bio, 60, 65, 68, 84, 86, 96, 101, 102, 104, 111, 113, 120, 128, 136, 138, 140, 143, 148, 149, 152
Régénération extérieure, 52
Régime antiride, 132
Réparation, 83
Réveil nocturne, 16
Ride, 130
Rondeur, 62
Rougeur, 150
Rythme
– chaotique, 15
– de vie, 13

S

Savon
– d'Alep, 118
– en poudre, 111
Secret autobronzant, 149
Shiatsu, 31
Sirop d'agave, 39
Soin, 55, 75, 76, 143
– anti-ridules, 131
– antirides, 134
– de jour et de nuit, 97, 105, 109, 122
– éclat, 144
Solution homéopathique, 16, 18
Sommeil agité, 16
Sport, 69
Stress, 17, 23
Sucre, 38
Surmenage, 21
Sylvie Hampikian, 48

T

Tache colorée, 139
Tea tree, 129
Teint
– brouillé, 150
– terne, 144
Terrine, 73
Tisane
– anti-ballonnements, 70
– anti-cellulite, 66
– anti-fringales, 63
– anti-graisses, 63
– dépurative « beauté », 50
– dépurative générale, 50
– relaxante, 27

U

Urucum en poudre, 149

V

Valérie Rodriguez, 26
Ventre plat, 69
Visage, 87
Vitalité, 21

Y

Yeux gonflés, 142

IMPRESSION, BROCHAGE

42540 ST-JUST-LA-PENDUE
DÉPÔT LÉGAL OCTOBRE 2008. N° 2920
N° ÉDITEUR : 3752

Cet ouvrage est imprimé, pour l'intérieur, sur de l'Hannoart silk fabriqués par SAPPI et distribués par Papeteries de France.
Papiers fabriqués à partir de bois issus de forêts gérées durablement